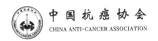
中国抗癌协会
CHINA ANTI-CANCER ASSOCIATION

放射治疗

中国肿瘤整合诊治技术指南（CACA）

CACA TECHNICAL GUIDELINES FOR HOLISTIC INTEGRATIVE MANAGEMENT OF CANCER

2023

丛书主编：樊代明

主　编：郭小毛　王　平　吴永忠

U0244955

天津出版传媒集团

天津科学技术出版社

图书在版编目（CIP）数据

放射治疗 / 郭小毛, 王平, 吴永忠主编. -- 天津：
天津科学技术出版社, 2023.5
（"中国肿瘤整合诊治技术指南（CACA）"丛书 /
樊代明主编）
ISBN 978-7-5742-0907-7

Ⅰ.①放… Ⅱ.①郭… ②王… ③吴… Ⅲ.①肿瘤—
放射治疗学 Ⅳ.①R730.55

中国国家版本馆CIP数据核字(2023)第039755号

放射治疗
FANGSHE ZHILIAO
策划编辑：方　艳
责任编辑：张建锋
责任印制：兰　毅

出　　版：天津出版传媒集团
　　　　　天津科学技术出版社
地　　址：天津市西康路35号
邮　　编：300051
电　　话：(022)23332390
网　　址：www.tjkjcbs.com.cn
发　　行：新华书店经销
印　　刷：天津中图印刷科技有限公司

开本787×1092　1/32　印张7.75　字数119 000
2023年5月第1版第1次印刷
定价：96.00元

编委会

目录 Contents

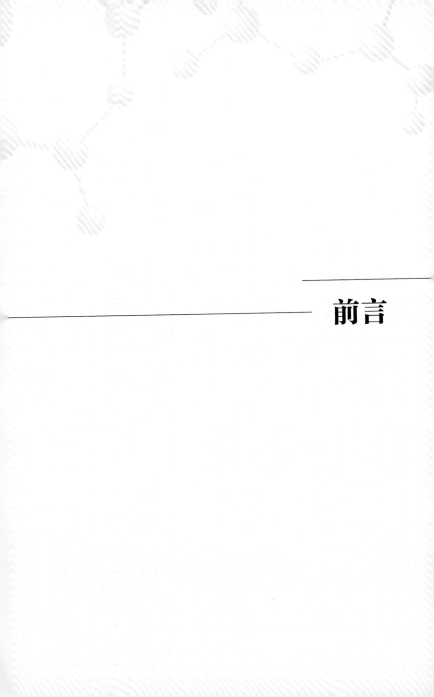

前言

放射治疗（简称放疗）的发展经历一个多世纪，自1895年伦琴发现X射线，开创了放射线在医学领域中的应用，到1898年居里夫人发现并成功分离出镭，提出"放射性"概念，再到1899年放疗治愈第一例皮肤癌患者，从而开启"放射线"治疗恶性肿瘤的征程，并将该学科称为放射肿瘤学（Radiation Oncology）。放射肿瘤学同肿瘤外科、肿瘤内科共为恶性肿瘤治疗的三大主要治疗方法。统计资料显示，约70%患者在肿瘤病程不同时期需接受放疗。按照诊疗指南规范，放射治疗可分为：根治性放疗、术前放疗、术中放疗、术后辅助放疗、姑息性放疗等。

放疗方式分为内照射、外照射。1903年Godberg应用镭管直接敷贴治疗皮肤基底细胞癌取得成功，1913年镭首次应用于宫颈癌治疗，自此近距离腔内放疗技术诞生。80年代现代近距离放疗加速发展，微型后装机和治疗计划系统得以应用，放射防护也得到解决。外照射于1922年首台200 kV深部X线治疗机诞生，并应用于进展性喉癌治疗，随着钴[60]、直线加速器相继问世，外照射也进入了高速发展新阶段。

"精准"是现代肿瘤放疗的新理念，包括"精准定位""精准计划"及"精准实施"。随着IT技术高速发展，精确放疗技术也从二维时代发展到基于CT定位的三维适形时代，再到目前以图像引导为代表的四维时代。射线选择也从经典γ射线、电子线及高能X线，到近年发展的质子、重离子射线。影响精准计划实施的重要因素是肿瘤所在器官生理运动造成的肿瘤靶区移位，导致放疗计划实施出现偏差，因此采用影像设备实时跟踪治疗靶区，或采用控制生理运动装置如呼吸门控等尽量减小靶区所在器官生理运动，进而减少治疗误差。近年来，在此基础上采用影像引导技术，保证放疗计划实施精准性。精准定位、精确计划、运动管理和影像引导是现代放疗的技术基石，为放疗的"精准"理念提供可靠有效技术支撑。为更加系统性梳理和合理规范目前各种放疗技术，制定一个相关的技术应用指南显得尤为重要。

第一章

照射技术

一、外照射——二维放疗

二维放疗（2-dimentional radiation therapy，2D-RT）也称为传统放射治疗技术，是指二维方向上设计规则形状，或用铅模遮挡方式取得不规则形状照射野进行均匀剂量外照射的传统放疗方法。

2D-RT设备主要有X线模拟机、深部X线机、Co^{60}治疗机及医用电子直线加速器等，通常模拟定位和实施治疗的体位固定方法较为简单，主要通过X射线成像定位肿瘤靶区和设计照射野。这种治疗的照射野与肿瘤实际三维形状难以完全相符，易造成肿瘤靶区剂量不足或周围正常组织受照量过大，对于周围有敏感组织和重要危及器官的病例不宜采用。

（一）历史沿革

在早期放疗治疗设备的治疗头上均设置了双层开合、由铅钨合金等高密度材料制成的准直器（俗称铅门或光栅），用于限定照射野范围，使用这些治疗设备开展了最早的2D-RT。在我国，1949年在北京、上海、广州及沈阳等地约有5家医院拥有放疗设备。国内在20世纪90年代前均以2D-RT术为主，进入21世纪后放疗设备更新速度加快，放疗技术发展开始与国际接轨，2D-

RT技术逐渐被替代。至2019年，国内开展放疗单位总计1463家，86%以上均开展了3D-CRT等精确放疗技术。

（二）技术原理

2D-RT主要使用光子射线和电子射线，在照射肿瘤时，不可避免要照射到肿瘤前方、后方及两侧的正常组织，因此要考虑正常组织耐受剂量。治疗计划设计需通过选择合适的射线种类和能量、入射方向、射野大小和形状，以及计算照射野照射时间或剂量跳数（monitor unit，MU），达到给予肿瘤足够照射剂量同时，尽量减少正常组织受照射体积和剂量，或至少保证正常组织接受照射剂量不超过可耐受剂量。

2D-RT患者需用摆位辅助装置行体位固定，以保证患者分次治疗时位置一致性，在治疗前通过拍摄射野胶片与模拟定位片进行比较以保证患者治疗位置准确性。一般采用常规模拟机透视或拍片进行靶区定位，设计照射野形状、范围和入射方向。由于治疗机准直铅门只能提供规则矩形射野，临床常用铅挡块来保护矩形射野内正常组织，挡块位置和形状由医师在模拟定位X光照片上画出，铅挡块厚度设计要求为原射线穿射量不超过5%。

传统2D-RT计划制作时，病人单层轮廓可通过用铅线或石膏环转录到一张坐标纸上，并通过参考点行相应位置标定；在国内由于放疗设备和技术发展的不平衡不充分，也有单位开展现代2D-RT术，即通过CT模拟定位图像，在专门CT模拟工作站或治疗计划系统（treatment planning system，TPS）上输入患者轮廓、确定射野形状、入射方向和剂量参考点行计划设计和剂量计算。光子线照射时一般还会使用物理楔形板，来调节射野内剂量均匀性。电子线能量范围一般从4 MeV到25 MeV，由于电子线百分深度剂量（percentage depth dose，PDD）分布特点是表面剂量高，建成区后剂量跌落快，可用治疗深度较浅，临床电子线照射时多用单野照射表浅肿瘤，需根据肿瘤深度来决定使用的电子线能量E，存在近似公式E（MeV）≈3×肿瘤后缘深度（cm）+2或3。

对不规则照射野剂量计算，感兴趣点（一般为肿瘤中心）可在模拟定位片上标出，SSD和感兴趣深度可通过模拟确定。危及器官及其深度也可在模拟定位片上确定。物理师根据医师处方，根据射线能量，查找对应射野参数，如PDD、射野输出因子等进行手工点剂量的计算，把临床处方（以 Gy 为单位，2D-RT 术一般每次照射 1.8 或 2.0 Gy）转换为治疗机器 MU 或出束时间。

（三）适应证

2D-RT 为主要治疗手段可根治疾病包括鼻咽癌、头颈部肿瘤、前列腺癌、恶性淋巴瘤、宫颈癌、精原细胞瘤、肛管癌、皮肤鳞癌、肺癌和食管癌等，部分良性或低度恶性肿瘤也可以通过放射治疗达到根治，如骨巨细胞瘤、侵袭性纤维瘤病、朗格罕氏组织细胞增生症和瘢痕等。随着现代精准放疗技术进步，2D-RT 已在大部分肿瘤治疗中被淘汰了，目前仍保留应用的适应证主要有以下三类。

（1）2D-RT 用于辅助治疗，像局部晚期乳腺癌等恶性肿瘤，术后有较高复发风险需要加上放疗进一步减少复发可能性。术前 2D-RT 放疗，使得肿瘤瘤体缩小，杀灭周围亚临床病灶和转移淋巴结，使部分不能切除的病灶能够进行根治性切除。

（2）一些肿瘤急诊放疗，如上腔静脉综合征、四肢骨转移疼痛及浅表肿瘤的治疗（多采用单野电子线）。

（3）对已发生全身多发骨转移，脑转移或多脏器广泛转移的晚期恶性肿瘤患者，也可给予局部 2D-RT 姑息放疗，目的主要是改善患者生活质量。

（四）操作流程

2D-RT主要操作流程患者需要经历7个过程才能完成放疗。放疗流程的不同阶段有不同的工作任务，由放疗医师、物理师和技师及其他医务人员共同承担，或他们中的一部分人承担。在放疗过程中，最能体现放疗技术特点的四个阶段是：模拟定位、治疗计划设计、治疗计划验证和治疗计划执行。

1.模拟定位

模拟定位是通过现实或虚拟的方式模拟放疗，采集患者治疗部位影像，确定照射野在体表对应位置并做标记过程，包含两部分工作任务：体位固定和靶区定位。

（1）体位固定

体位固定是为患者选择将来治疗采用的体位，一般需使用体位固定装置，以保证分次治疗时体位的重复性和一次治疗过程中体位固定。体位选择原则：①应在靶区定位前确定；②应考虑治疗方案布野要求；③应结合患者身体状况考虑体位可重复性。

（2）靶区定位

靶区定位是确定靶区位置和范围及其与危及器官、

周围正常组织间的空间位置关系，为下一阶段计划设计过程采集必要解剖数据。靶区定位有两种常用方式：常规模拟机定位和CT模拟机定位。传统2D-RT主要采用常规模拟机定位，现代2D-RT也可采用CT模拟定位。常规模拟机利用X射线透视成像原理，可采集到在照射野方向上靶区、危及器官和周围其他正常组织投影之间的关系。利用投影位置关系，确定靶区在体表的参考标记、照射野方向、照射大小和形状。常规模拟机室还配备人体描廓器或人体曲线描迹尺。用其可以画出若干横断面人体外轮廓，可标出体表参考标记在外轮廓的位置。

2.治疗计划设计

治疗计划设计的基本过程可分为6个步骤，分别是输入患者一般信息和图像信息、登记和配准图像、定义解剖结构和给定临床处方剂量要求、确定射野参数、评级治疗计划、输出计划报告和传输射野数据。

（1）输入患者一般信息和图像信息

一般信息是指姓名（拼音）、病历号等。图像信息是指模拟定位过程中获得的人体外轮廓图或CT断层图像和其他影像学检查获得的图像（如MRI、超声和

PET）。2D-CT中图像主要是硬拷贝方式保存，需用胶片扫描仪或数字化输入，也可通过专用网络传送CT模拟图像至治疗计划系统。

（2）登记和配准图像

登记图像是建立一组图像中层与层之间空间位置关系过程，而图像配准是建立两组不同图像间空间位置关系的过程。配准可能在同模态或不同模态图像下进行。2D-RT技术在图像登记过程中基本不牵涉到图像配准。

（3）定义解剖结构和给定处方剂量

2D-RT一般由医师直接在模拟定位片上勾画出照射范围，该范围相对较大以保证覆盖肿瘤靶区，2D-RT并不作靶区、危及器官（organ at risk，OAR）具体勾画，但会在模拟定位阶段或在模拟定位片上确定靶区和重要OAR深度。

处方剂量包括靶区处方剂量和OAR耐受剂量。2D-RT中一般设置肿瘤几何中心（或射野中心轴交汇点）为剂量参考点，该点剂量大小等于处方剂量大小。给定OAR耐受剂量时，应考虑器官的功能单位连接方式，对串联器官，如脊髓、脑干，应给定最大剂量限值；对并联器官，如肺，应给定剂量体积约束；对混合型器官，如心脏，应同时设定最大剂量限值和剂量体积约束。

（4）确定射野参数

2D-RT需确定的射野参数有射野中心点、照射方向、射线能量、射野形状、射野权重、楔形板角度和方向、射野MU或照射时间。确定射野参数过程采用正向计划方式（forward planning）。正向方式是指物理师据常规治疗经验，手工设定射野参数，然后评价计算得到剂量分布。如评价不满意，则调整射野参数，如此反复，直至剂量分布满意。

射野中心点由模拟机透视或CT模拟工作站重建影像上决定，同时需记录SSD，根据经验，光子线一般采用1~3个不同入射方向照射野，使用能量为1.25 MV（钴^{60}治疗机）或6 MV（电子直线加速器）；电子线一般采用单野照射（SSD=100 cm），常用能量范围4~25 MeV。

照射野大小定义为射野中心轴剂量50%范围。考虑到射野内剂量分布平坦性要求和半影区的剂量跌落，2D-RT一般将标称射野大小内收80%的范围定义为有效照射野，照射野设计原则是保证有效照射野覆盖治疗靶区。射野内正常组织一般采用铅挡块行遮挡保护。

在进行光子线多个射野组合照射时，通过调节射野权重、使用楔形板、楔形板的角度优化等来调节靶区照射剂量均匀性。铅挡块形成不规则射野需转换计算为等效方野，结合等效射野的输出因子，肿瘤深度PDD和单次照射的处方剂量（Gy）等进行剂量计算，即计算出每个照射野的治疗机器输出（MU或治疗时间）。

（5）评价治疗计划

2D-RT计划较简单，多采用1~3个野照射，且每个射野只提供剂量参考点剂量信息，手工剂量（MU）计算主要依据是等效射野大小、治疗深度的PDD和散射因子修正，现代2D-RT也可用TPS进行计算。因此评价也相对简单，即靶区中心点剂量是否满足处方要求和重要OAR剂量是否在耐受剂量以下。

（6）计划报告和输出射野数据

在确认一个计划后，物理师应打印一份完整治疗计划，2D-RT计划报告包括患者体表标记位置、照射野中心点位置及移床矢量、射野参数详细列表、靶区剂量和分次方式、若干层面的剂量分布、射野方向观（beam eye view，BEV）和或数字重建射线照相（digitally reconstructed radiograph，DRR）。

如治疗机配备了治疗记录验证系统（R&V系统），应通过电子方式将一套完整的射野数据传输至R&V系统，2D-RT主要靠技师根据计划报告手动输入射野数据。有条件者，可将正侧位DRR传输至治疗机，供治疗时位置验证使用。如用铅挡块形成适形野，需要把每个射野BEV DRR传送至模室进行挡块制作。

3.治疗计划验证

（1）几何位置验证

验证患者摆位和射野形状等几何参数。验证患者摆位方法：在疗程开始和疗程中每周进行一次正侧位射野片拍摄或通过电子射野影像装置获取正侧位EPID图像，然后与模拟定位时影像或计划报告内DRR进行比较，确定摆位误差。验证射野形状主要方法也是拍摄射野片或EPID，辅助方法是在100 cm距离核查光野和BEV图的一致性。

（2）剂量学验证

剂量学验证是验证患者实际受照量是否与计划内计算剂量一致。2D-RT剂量学验证相对简单，一般采用的是独立核对方式，即采用另外一个工作人员进行独立计算验证MU，具备条件，用一个独立程序重新计算每个射野MU或照射时间。

4.治疗计划执行

在前述验证结果符合要求后，就可开始治疗患者，至少应有2名技师全程参与患者的治疗执行。2D-RT采用分次治疗，一个分次治疗操作步骤如下。

（1）请患者进治疗室，向患者确认姓名和病历号。

（2）如果是第一次治疗，详细向患者描述治疗实施过程，治疗持续时间及可能发生影响患者情绪的事项，及如何在治疗实施过程中与技师保持沟通，如举手或按铃要求治疗暂停。

（3）治疗摆位，两名治疗技师同时参与，严格按照治疗要求摆位。

（4）拍摄射野片或射野影像，确定此次摆位误差大小，必要时进行调整修正。

（5）治疗实施，1名技师根据计划报告输入射野参数，另外1人应核对检查射野数据，确保无误后，方可实施治疗。

（6）治疗结束，治疗实施完成后，技师做治疗记录；进治疗室，为患者解除固定装置，请患者下床，完成本次治疗。

（五）局限性和副作用

2D-RT的局限性主要在于：①肿瘤靶区定位不够精确，2D-RT肿瘤定位主要通过拍摄X片或透视产生，肿瘤靶区和重要正常组织空间位置关系也只能通过少数二维平面勾画或测距决定；②照射野优化空间较小，为保护正常组织通常要牺牲部分靶区，特别是在需要射野衔接时，会存在剂量冷点和热点，导致靶区剂量明显不均匀；③剂量计算主要是采用手工计算，计算公式/模型精度低，需要人为进行组织不均匀性修正、非规则/斜入射修正等，且一般只计算射野中心点（肿瘤中心）一个点的剂量。上述局限性的存在使得2D-RT技术能够提供的靶区和剂量信息较少，且准确性不够。因此在20世纪80年代CT模拟机、计算机辅助计划系统应用于临床后，2D-RT技术被3D-CRT技术替代。

2D-RT副作用因人而异，取决于治疗剂量、部位及患者健康状况等多种因素，主要副作用：

1.急性副作用

在放疗后不久开始出现，主要包括疲劳、食欲不振、头昏、呕吐、腹泻以及骨髓抑制，还有照射区皮肤黏膜红肿、溃烂、疼痛以及咳嗽、吞咽困难，头部受到照射以后会出现脱发，通常在治疗结束后几周内完全消失。

2.迟发性副作用

往往在放疗结束后6个月或更长时间出现，包括不孕症、关节疾病、淋巴水肿、口腔疾病、脊髓损伤、皮肤、肌肉和肺组织纤维化改变。

主要预防措施是在计划设计过程中充分评估并尽可能降低OAR和正常组织的照射范围和受照剂量，在治疗疗程中，医师注意患者状况并实施临床的及早干预。当发生严重的副作用时，合理的辅助治疗有助于缓解患者的痛苦和不适感。

二、外照射——三维适形放疗

三维适形放疗（3-dimentional conformal radiotherapy，3D-CRT）是一种高精度放疗。它利用CT图像重建患者的三维解剖结构，通过治疗计划系统（treatment planning system，TPS）在不同方向设置一系列与治疗靶区形状一致的适形射野，使高剂量区分布形状在三维方向与靶区形状一致，在给予靶区足够治疗剂量同时降低周围正常组织受照量。3D-CRT的肿瘤定位为三维，在计划设计和剂量计算上也实现了三维信息计算和获取，并用剂量体积直方图（dose volume histogram，DVH）工具进行计划评估。

（一）历史沿革

1959年，日本Takahashi及其同事首次提出适形放疗概念。70年代，CT、基于组织密度进行三维剂量计算的TPS，以及可编程控制MLC等，组合形成三维影像获取、三维计划设计到三维实施治疗的完整3D-CRT。90年代中期后，更在3D-CRT基础上发展了通过调节各个射野的射线强度、实现了在三维层面上同时达到几何形状和剂量强度都能与靶区高度一致的调强适形放射治疗（intensity modulated radiotherapy，IMRT）技术，在一些紧邻危及器官靶区，尤其是肿瘤靶区包裹正常组织等复杂部位治疗中，3D-CRT逐渐让位于IMRT技术。

（二）3D-CRT技术原理

3D-CRT从三维方向行剂量分布的控制以达到治疗高剂量分布形状与肿瘤靶区形状一致：

（1）在每个照射野方向上，使用铅挡块或MLC来形成不规则射野，使得照射野形状与靶区体积在射野方向上投影（或截面）的形状一致，即采用所谓适形射野照射。

（2）采用多个入射角度适形射野进行照射，以保证靶区获得较高剂量同时以分散方式减少周围正常组织受照剂量。通过调节各射野权重，以及组合使用不同方向和角度楔形野等手段，使得靶区内剂量相对均匀。

3D-CRT使用CT模拟机进行肿瘤靶区的定位，以及使用三维TPS进行放疗计划设计和剂量计算。3D-CRT可更好使照射剂量集中在肿瘤靶区，有效减少周围正常组织受照量，因而可能通过提高靶区剂量达到提高肿瘤局控率，减少正常组织损伤和放射并发症发生率，提高生存质量。

（三）适应证

3D-CRT对部分恶性肿瘤可作为一种主要根治手段，特别是解剖位置特殊，手术困难加之放疗比较敏感肿瘤，如鼻咽癌。另外像局部晚期肺癌，食管癌等，3D-CRT也是主要治疗手段。3D-CRT为主要治疗手段可以根治的疾病包括鼻咽癌、头颈部肿瘤、前列腺癌、恶性淋巴瘤、宫颈癌、精原细胞瘤、肛管癌、皮肤鳞癌、肺癌和食管癌等，部分良性或低度恶性肿瘤也可通过3D-CRT达到根治，如骨巨细胞瘤、侵袭性纤维瘤病、朗格罕氏组织细胞增生症和瘢痕等。

3D-CRT用于辅助治疗，如局部晚期的直肠癌，乳腺癌等恶性肿瘤，术后有较高复发风险需加上放疗进一步减少复发。有时也在术前做3D-CRT，如食管癌、直肠癌等，以利于后续手术治疗的进行。

对广泛转移晚期恶性肿瘤，像骨转移，脑转移等，也可采用3D-CRT进行姑息放疗，有助改善患者生活质量。

（四）操作流程

放疗实施关键在精确地将设定放射剂量投射到特定治疗靶区，同时尽可能减少对治疗靶区周围正常组织损伤，从而达到根除肿瘤，提高生活质量，延长生命目的。3D-CRT主要的操作流程大致分为7个阶段，最为重要和体现三维放疗技术特点的4个阶段是：模拟定位、治疗计划设计、治疗计划验证和治疗计划执行。

1. 模拟定位

模拟定位是通过现实的或虚拟方式模拟放疗，采集患者治疗部位影像，确定照射野在体表对应位置并做标记的过程，包含两部分工作任务：体位固定和靶区定位。

（1）体位固定

体位固定为患者选择模拟定位及将来治疗时采用的

体位，以保证在治疗照射过程中能够重复模拟定位时的体位，并在每次治疗时尽可能保持不变。为达到此目的，需使用体位辅助装置和固定装置，以保证分次治疗之间患者体位的重复性和每次治疗之内患者体位的固定。治疗体位选择的原则：①应在靶区定位前确定；②应考虑治疗方案布野的要求；③应结合患者的身体状况考虑体位的可重复性。临床常用的体位辅助装置包括真空袋成型技术和液体混合发泡胶成型技术，常用的体位固定装置有高分子低温水解塑料固定膜。

（2）靶区定位

靶区定位是确定治疗靶区的位置和范围及其与周围危及器官（Organ at risk，OAR）和正常组织之间的空间位置关系，为下一阶段的计划设计过程采集必要的解剖数据。3D-CRT技术主要采用CT模拟机定位。CT模拟机的断层扫描功能可以获取患者的系列CT图像，通过虚拟模拟功能得到人体外轮廓、靶区、OAR和其他正常组织的空间位置关系。CT模拟扫描还可以提供人体组织的密度不均匀分布信息，通过对模拟机的CT值校准，可以利用CT图像内的CT值进行转换获取相应结构和组织的电子密度值，该信息可以用作计划设计的剂量计算及针对组织不均匀性进行剂量修正，以保证获得准确和满意的计划剂量分布。由于TPS的三维剂量计算需要考虑到照射野外的散射影响以及可能需要采用非共面照射获得更好的三维空间剂量分布，CT模拟定位扫描的上下界范围除包括可能的治疗区和照射区外还要扩大一定的范围（一般应≥5 cm）。

2. 治疗计划设计

3D-CRT的治疗计划设计基本过程可分为六个步骤，分别是：①输入患者一般信息和图像信息；②登记和配准图像；③定义解剖结构和给定临床处方剂量要求；④确定射野参数；⑤评价治疗计划；⑥输出计划报告和传输射野数据。与2D-RT技术相比，3D-CRT计划设计更强调"体积"的概念，一般不再使用参考点剂量作为处方剂量，而是代之以更能反映治疗响应的剂量体积，计划的目标、评估和报告主要以靶区和OAR的体积剂量数据作为依据。

（1）输入患者一般信息和图像信息

一般信息是指姓名（拼音形式）、病历号等。图像信息是指模拟定位过程中获得的CT断层图像和其他影像学检查获得的图像（如MRI、超声和PET）。3D-CRT

计划设计的必要图像是CT模拟定位图像系列，其他模态的图像可以帮助更精准地确定靶区。可通过专用网络快速无失真地把患者电子格式的图像传输至TPS。

（2）登记和配准图像

登记图像是建立一组图像中层与层之间的空间位置关系的过程，而图像配准是建立两组不同图像之间空间位置关系的过程。配准可能在同模态或不同模态图像下进行。相同模态图像指在同一种影像设备上采集的图像，如在CT模拟机上扫描的平扫CT图像与增强CT图像，或者两次采集之间的图像。不同模态图像指在不同种类的影像设备上采集，如CT图像和PET图像、CT图像与MRI图像等。相同/不同模态在同一次摆位下采集的图像（如同机平扫/增强图像、PET/CT图像）自动配准精确度较高，不同体位或两次摆位下采集的图像，由于体位变化可能较大，配准需要采用自动+人工调整确认的半自动方式，配准的准确性可能受影响且有一定的配准观察者间差别。

（3）定义解剖结构和给定处方剂量

3D-CRT计划设计需要定义的解剖结构（体积）包括人体外轮廓、靶区和危及器官。根据ICRU 50号和62

号报告，靶区需要分别定义为大体肿瘤靶区（gross tumor volume，GTV）、临床靶区（clinical target volume，CTV）和计划靶区（planning target volume，PTV）。其中GTV和CTV由医师根据输入的患者图像和其他检查诊断材料，结合特定肿瘤的临床表现，在多个横断面影像上勾画确定。PTV由CTV外扩一定的不确定性边界组成，这个边界应包括了CTV内移动边界和摆位偏差边界，两者分别为靶区因生理运动（如呼吸、心跳等）发生位移和分次治疗间摆位误差的不确定范围。具体大小应需通过评估治疗部位的运动、分次治疗间设备等中心的误差、体位固定装置的应用效果和摆位技术的准确度来决定。

处方剂量包括靶区的处方剂量和危及器官的限制剂量。3D-CRT治疗计划要求至少95%的处方剂量包括95%的PTV体积，通过放置剂量参考点来实现，一般将剂量参考点设置在PTV的几何中心附近，或所有射野中心轴交汇处，调整该点位置和剂量大小以达到靶区剂量覆盖要求。给定危及器官限制剂量时，应考虑器官的功能类型，对串联型器官如脊髓、脑干等应限制最大剂量；对并联型器官如肺和骨髓等应给定剂量体积的约束值；对混合型器官如心脏等则应同时设定最大剂量限制和剂量体积约束值。

（4）确定射野参数

3D-CRT需要确定的射野参数有计划等中心、射线能量、射野方向（角度）与数量、射野形状、射野权重、楔形板角度和方向、射野MU等。3D-CRT确定射野参数过程采用正向计划方式（forward planning），由放疗物理师根据射线穿透和剂量沉积的物理原理、治疗部位解剖结构的几何关系，结合临床剂量分布要求和计划设计经验手工设定射野参数，然后借助DVH和等剂量分布等工具评价计算得到的剂量分布。如果评价不满意，则调整射野参数，如此反复，直至剂量分布满意。

3D-CRT治疗计划原则上应设置所有射野的射束中心轴交汇于一个中心点，形成等中心（source to axis distance，SAD）照射，计划中心点尽量选取在靶区几何中心处。当定位点（CT扫描参考原点）在靶区里面时，可以直接采用定位点作为计划中心点，后续放疗流程上将更为便捷且不易出错。计划中心点某些情况下要放置在靶区边缘形成半束甚至1/4束照射，如在乳腺癌放射治疗计划设计时，将胸壁/乳腺对穿射野的中心点放置在靶区后缘，使两个对穿射野的靶区后缘边界形成一条直线，肺受到照射的体积最小。

3D-CRT常用的光子线能量为6 MV，一般采用多个射野组合SAD照射；电子线治疗能量为4~20 MeV，一般采用单野等距离（source to surface distance，SSD）照射。在某些情况下，如鼻咽癌3D-CRT照射时，为保护脊髓，需要光子线和电子线组合照射，牵涉到不同射野的衔接。射野衔接有两种方式，一种是按照表面投影边界进行衔接，另外一种是按照合成的剂量分布进行衔接，推荐使用后者。照射野的数量没有硬性规定，一般采用3~5个共面适形照射野即可以获得相对适形的剂量分布，计划的射野数量越多，靶区剂量适形性越好，但是低剂量区域也越大。当射野数超过9个，射野数增加对高剂量区适形度的提高作用并不显著，但可能明显增加低剂量区的范围。也可以通过旋转治疗床，实现非共面照射（各个照射野的射束中心轴不在同一平面内）。与共面放疗相比，非共面射野组合的立体多角度照射可以提高剂量分布的适形度和各向同性程度，有利于拉开靶区和周围正常组织受量；其剂量学优势已在多种肿瘤上得到证实，如颅内肿瘤、肝癌和肺癌等。非共面射野计划的准确执行对治疗设备的等中心精度要求更高，特别是治疗床的旋转中心精度，需要增加相关的质控工作频度，计划的可执行性和安全性也是非共面射野设计时首要考虑的因素。

射野角度的选择可以借助 TPS 提供的三维影像重建功能、射野方向观视图（beam's eye view，BEV）和数字重建放射影像（digitally reconstructed radiograph，DRR）工具，充分考虑射束和靶区的空间位置关系做选择：①尽量避免或减少将重要器官卷入射线范围的入射角度；②优先选择从体表到靶区之间路径短的射野角度；③位置对称居中的肿瘤可均分射野角度；④尽量避免射野之间夹角过小。

照射野的形状要求在 BEV 方向上与 PTV 形状适形，考虑射野边缘半影区的存在，照射野的实际大小要比 PTV 大，光子线射野大小一般设置为 PTV 加 1~3 mm 外扩，电子线射野大小一般设为 PTV 加 3~5 mm。射野的形状可以用铅挡块形成，也可以通过加速器自带的 MLC 形成，使用 MLC 时要考虑 MLC 叶片在等中心的宽度和运动限制，可以通过调整准直器角度来获得较好的射野形状适形度。

3D-CRT计划剂量分布的调节途径主要有两种：①多野照射时，调节射野权重，以获取靶区内剂量分布相对均匀；②使用楔形板，包括物理楔板、一楔合成及虚拟楔形板等，通过调整楔形板角度和方向达到靶区内剂量分布均匀目的。

3D-CRT通过TPS来计算每个射野的机器跳数MU（电子直线加速器的输出单位），与2D-RT相比，剂量计算时，通过CT值-密度转化，能够考虑组织密度的不均匀性，同时建议采用卷积迭代和蒙特卡罗等算法保证剂量计算精度。

（5）评价治疗计划

从三个层面评价一个治疗计划。

首先，判断治疗计划是否可以顺利执行和实施效率，如光子线非共面射野的安全性是否有保证？电子线治疗，限光筒与患者身体是否会发生碰撞？照射野的MU是否有明显异常等？

其次评价计划的剂量是否满足临床处方剂量要求，3D-CRT治疗计划系统能够提供三维的剂量信息，可以支持评估剂量分布以及靶区和OAR的剂量体积。剂量分布主要是通过CT横断面或重建的其他层面评价规定的等剂量线（剂量相同的点的连线）是否包括靶区和剂量分布是否均匀，是否避开邻近的重要OAR和组织；通过DVH的计算，评价感兴趣区域（region of interest，ROI），包括靶区和OAR内的剂量体积等信息，"理想的"靶区DVH是靶区100%体积接受了100%的处方剂量，OAR的DVH则是100%的体积接受零剂量。肿瘤控制概率（TCP）和正常组织并发症概率（NTCP）是从生物效应分布的角度，进行计划方案的评估和比较，是DVH工具的一个重要发展和补充。

最后，在满足前两项评价后，评价计划是否有改进余地，即在现有设备和技术条件下，该计划是否最优，3D-CRT计划的剂量优化余地不大，常用的两个方法是调节射野权重和使用楔形板。

（6）计划报告和输出射野数据

在医师评价确认一个计划后，物理师应打印一份完整的治疗计划，3D-CRT计划报告包括患者体表标记位置、计划等中心位置及移床矢量、射野参数的详细列表、靶区剂量和分次方式、若干层面的剂量分布、照射野的BEVs和设计用于位置验证的正侧位DRRs、DVH图及ROIs的剂量结算结果（包括体积、最小剂量、最大剂量、平均剂量等)。

3D-CRT技术一般配备了治疗记录验证系统(R&V系统)或肿瘤信息管理系统(OIS),可通过DICOM格式将一套完整的射野数据和DRR图传输至R&V系统或OIS,如果使用铅挡块形成适形野,需要把每个射野BEV DRR打印或传送至制模室进行挡块制作。

3.治疗计划验证

(1)几何位置验证

验证患者的摆位和射野形状等几何参数。验证患者摆位的方法:在疗程开始和疗程中每周进行一次正侧位射野片拍摄或通过电子射野影像装置(electronic portal imaging device,EPID)获取正侧位EPID图像,然后与模拟定位时影像或计划报告内设计产生的正侧位DRR图进行比较,确定射野等中心的摆位误差并进行修正。验证射野形状的主要方法也是拍摄射野片或EPID,辅助方法是在100 cm距离核查光野和BEV图的一致性。

对于使用3D-CRT技术进行单次大剂量(单次剂量≥6 Gy)的立体定向放射治疗(Stereotactic body radiation therapy,SBRT)时,建议使用加速器机载三维在线影像进行位置验证,如锥形束CT影像(Cone-beam computed tomography，CBCT），开展图像引导放疗（Image guided radiotherapy，IGRT）技术以保证治疗位置的准确性。

（2）剂量学验证

剂量学验证就是验证患者实际受照剂量是否与计划内计算剂量一致。3D-CRT技术剂量学验证相对简单，一般采用的是独立核对方式，即用一个独立的程序重新计算每个射野的MU，在不具备条件的情况下，采用另外一个工作人员进行独立计算验证MU。3D-CRT一般不进行针对患者计划治疗实施的模体剂量验证。

4. 治疗计划执行

至少应该有2名技师全程参与患者的治疗执行。3D-CRT采用分次治疗，一个分次的治疗操作步骤如下。

（1）确认患者的姓名和病历号。

（2）如是首次治疗，需向患者详细描述治疗实施过程注意事项及如何与技师保持沟通，如紧急按铃要求治疗暂停。

（3）两名治疗技师同时参与治疗摆位，严格按照治疗要求摆位。

（4）拍摄射野片或射野影像，确定此次摆位误差大小，必要时进行调整修正。

（5）根据计划报告输入或调入射野参数，核对检查射野数据无误后，方可实施治疗。

（6）治疗结束，治疗实施完成后，技师做治疗记录；进治疗室，为患者解除固定装置，请患者下床，完成本次治疗。

（五）局限性和副作用

3D-CRT的局限性主要在于：①照射野形状虽然与靶区不规则形状适形，但靶区内的剂量分布欠均匀，特别是照射野需要衔接时；②相对2D-RT，在靶区周围附近有需要保护的重要器官时，特别是凹凸型靶区附近有重要OAR需要保护时，3D-CRT对正常组织的保护作用提升不明显；③无法实现同步推量照射，但患者存在不同剂量靶区需要照射时，必须分段治疗，疗程较长。

3D-CRT全身副作用主要表现为肿瘤患者放疗后出现疲乏、食欲不振以及精神萎靡，照射部位的皮肤发红、蜕皮、糜烂、色素沉着等。局部性副作用主要与肿瘤患者的照射部位有关。头、颈部肿瘤患者放疗后可能会出现口干、咽喉肿痛、口腔黏膜炎以及颈部纤维化、味觉减退等症状；胸部放疗患者可能会出现放干咳、放疗性肺炎、放射性食管炎等情况；腹部放疗患者可能会出现腹痛、腹泻以及小便疼痛等不适。

3D-CRT的副作用的主要预防措施是在计划设计过程中充分评估并尽可能降低正常组织的照射范围和受照剂量，在治疗实施疗程中，医师注意患者状况并实施临床的及早干预。当严重的副作用发生时，合理的辅助治疗有助于缓解患者的痛苦和不适感。

三、外照射——容积旋转调强放疗术（VMAT）

（一）历史沿革

2007年，Karl Otto提出容积旋转调强放疗术（Volumetric modulated arc therapy，VMAT）。VMAT术可在360°单弧或多弧设定的任何角度范围内对肿瘤进行旋转照射。VMAT通过高速动态多叶光栅（MLC）、连续可变剂量率、可变机架旋转速度等，以优化连续单次（或多次）弧形照射完成治疗。相对于IMRT，VMAT治疗时间更短，剂量输出的效率更高，靶区适形性更好，潜在地提高了患者的治疗质量。

（二）技术原理

VMAT治疗时，机架需连续旋转，MLC也是连续运动，以及剂量率连续变化。VMAT计划优化采用渐进式采样方法，通过逐渐增加采样点以提升整个计划，VMAT计划几步优化走下来，计划质量越来越好。

1.计划优化

VMAT计划剂量优化采用了类似直接子野优化（direct segment optimization，DSO）方法，将MLC叶片位置和MU权重作为优化参数。损失函数是基于剂量-体积约束，对靶区和正常组织分别规定了最小和最大剂量限制作为体积函数。对每个约束，还分配一个相对优先级或重要性值。使用标准二次剂量差函数乘以优先值计算每个约束损失值，总损失值是所有单个约束损失值总和。主要流程是。

（1）设置射野和优化参数。

（2）生成初始射野。

（3）逆向优化，依据入射方向的靶区投影形状生成每个射野的初始强度，通过基于标准梯度的强度优化算法生成每个射野的注量图。

（4）使用DSO算法将射野注量图转化为控制点。

（5）保留子野面积最大的两个控制点。

（6）将控制点分布到相应的弧度位置，生成初始弧度控制点。

（7）考虑到初始弧的部分控制点的机架旋转速度、剂量率和叶片速度可能超出了机器实际性能范围，所以需要对控制点再次进行机器参数的优化。通过基于非随机迭代优化算法，生成可执行的弧。

（8）剂量卷积迭代运算。

（9）控制点权重优化，生成优化后的控制点。

2.优化约束条件

VMAT在优化过程中，对MLC叶片位置或MU权重进行约束，使射野投影形状和MU值在实际中物理上可以达到。同时还对MLC叶片运动和MU变化进行了限制，以保持连续输送。在整个优化过程中也要限制最大剂量率，以确保很少超过最大剂量率。优化的每次迭代都涉及随机选择一个可用的机架采样，然后为该采样更改MU权重或MLC位置。如果提出的改变不违反机械或效率约束，则计算剂量分布和损失函数。如果损失函数值降低，则接受更改，否则将拒绝更改。

3.机架和MLC位置的渐进采样

VMAT算法的核心是用有限数量的静态射束对动态源运动进行采样的机制。所有涉及源运动的技术（IMAT和Tomtherapy）模型都是将移动源进行一系列静态源位置采样。每处采样点进行定义瞬时 MLC 配置，并且采样间隔的 MU 设置被分配给静态 MLC 配置。例如，一个从 0°~90° 的机架旋转可以被设置为一系列 9 个均匀间隔的采样样本，每个样本覆盖 10° 范围。源位置和瞬时 MLC 配置定义在 5°、15°、25°、35°、45°、55°、65°、75° 和 85° 的机架旋转角度。在这些源位置设置的 MU 值分别适用于范围 0°~10°、10°~20°、20°~30°、30°~40°、40°~50°、50°~60°、60°~70°、70°~80° 和 80°~90°。对于实际的出束，MLC 叶片和机架在每个采样之间线性移动。显然，治疗计划的准确性将取决于 MLC 叶片位置的变化量和机架在每个采样之间旋转的距离。

在 VMAT 优化开始时，使用相对粗糙的机架位置采样来建模机架旋转范围。样本包括在范围的开始和结束，中间均匀分布的采样。经过多次迭代（MLC 和/或 MU 权重变化）后，一个额外的采样被添加到可优化的机架位置池中。新采样被添加到两个现有样本之间。新样本的 MLC 位置由相邻样本的 MLC 位置线性插值得到。新样本的 MU 权值是相邻样本 MU 权值的函数。更准确地说，当引入新采样时，两个相邻样本覆盖的采样间隔被缩小以适应新采样。

$$MU_{new}(S) = \frac{MU_{old}(S-1)}{3} + \frac{MU_{old}(S+1)}{4} \quad (1)$$

$$MU_{new}(S-1) = \frac{2MU_{old}(S-1)}{3} \quad (2)$$

$$MU_{new}(S+1) = \frac{3MU_{old}(S+1)}{4} \quad (3)$$

其中 MU_{new}、MU_{old} 和 S 分别为新的 MU 权重、旧 MU 权重（新采样之前）和新采样指数。在引入新采样时，会出现不均匀采样间隔，并导致在添加新采样时，相邻采样的权重不均匀。这种影响是由样本 S+1 和 S-1 的 MU 权重的不均匀重新分配造成的，如等式所示。每次增加一个新的样本时，VMAT 算法会继续优化之前的射野采样和新增加的采样。根据进程进一步引入采样。在整个机架范围重新采样（有效地将采样频率翻倍后），该过程继续返回到机架范围的起始点。以这种方式，采样的数量不断扩大，直到达到所需的采样频率。

（三）适应证

VMAT 技术因其"快、准、优"的特点，为肿瘤放射治疗病人提供精准的技术解决方案，可应用于各种肿瘤的精准放疗。如①头颈肿瘤：鼻咽癌、口腔癌、喉癌、颅脑部肿瘤等，相对于 IMRT，可以明显地缩短治疗时间，提高靶区的适形性。但对于未成年患者，应注意其低剂量区对患者神经系统的影响，以免影响其正常发育。②胸部肿瘤：肿瘤体积较小的肺癌和食管癌，主要问题在于将肺V5（5 Gy的百分体积）控制在安全范围以内，以免发生严重的放射性肺炎。③腹腔肿瘤：肝癌、胰腺癌、转移淋巴结等。④盆腔肿瘤：前列腺癌、直肠癌、宫颈癌等。

（四）操作流程

VMAT技术的应用主要流程包括模拟定位、计划设计、计划验证和计划执行四大部分。放疗流程的不同阶段有不同的工作任务，由放疗医师、物理师和技师及其他医务人员共同承担，或他们中的一部分人承担。

1.模拟定位

模拟定位是通过现实或虚拟方式模拟放疗，采集患者治疗部位的定位图像，确定照射野在体表的对应位置并做标记的过程，包含两部分工作任务：体位固定和定位图像获取。

（1）体位固定

体位固定是采用将来患者治疗时体位，并使用体位固定装置进行固定，以保证分次治疗时患者体位的重复性和一次治疗过程中体位的固定。体位和固定装置选择的原则：①应在靶区定位前确定；②应考虑治疗方案布野的要求；③应结合患者的身体状况考虑体位的可重复性。

（2）定位图像获取

定位图像获取是通过CT模拟机采集CT图像来确定靶区的位置和范围及其与危及器官、周围正常组织之间的空间位置关系，为下一阶段的计划设计提供必要的解剖数据和剂量计算媒介。定位CT扫描时摆位与体位固定一致，调整定位床的位置，使3个激光十字交叉点尽可能落在靶区中心区域附近，在3个十字交叉点区域贴上胶纸并画上十字标记线并放置金属标点。根据医嘱设置扫描范围，选择合适的扫描条件和扫描层厚，分别进行平扫和增强CT图像的扫描。扫描完成后，检查图像是否符合要求，确认无误后按科室要求通过DICOM将图像传输到放疗计划系统终端。

2.计划设计

VMAT计划设计可分为6个步骤，分别是输入患者一般信息和图像信息、登记和配准图像、解剖结构勾画和给定临床处方剂量要求、确定射野参数、评级治疗计划、输出计划报告和传输射野数据。

（1）输入患者一般信息和图像信息

一般信息是指姓名（拼音）、病历号等。图像信息是指模拟定位过程中获得的人体外轮廓图或CT断层图像和其他影像学检查获得的图像（如MRI、超声和PET）。

（2）登记和配准图像

登记图像是建立一组图像中层与层之间的空间位置关系的过程，而图像配准是建立两组不同图像之间空间位置关系的过程。配准可能在同模态或不同模态图像下进行。VMAT技术需要精准地勾画靶区与危及器官，因此大多数情况都需要进行不同模态图像（CT与MR、CT与PET等）的配准，以提高勾画的精度。

（3）勾画解剖结构和给定处方剂量

需要在定位CT图像上勾画的解剖结构有人体外轮廓、靶区、危及器官（organs at risk，OARs）。根据ICRU 62号和83号报告，需勾画的靶区包括肿瘤靶体积（gross target volume，GTV）、临床靶体积（clinical target volume，CTV）和计划靶体积（planning target volume，PTV）。GTV和CTV由医师根据输入的患者定位图像和其他检查诊断材料，结合特定肿瘤的临床表现勾画确定。PTV一般是通过在GTV/CTV的基础上，设定一个外扩边界（margin）生成，margin大小取决于摆位误差大小和器官运动幅度。OARs可由自动勾画或医师手工勾画，并最终由医师确认。

处方剂量包括靶区的处方剂量和OAR的耐受剂量。靶区要求至少95%的PTV体积接受的剂量大于处方剂量的95%。给定OAR耐受剂量时，应考虑器官的功能单位连接方式，对串联器官，如脊髓、脑干，应给定最大剂量限值；对并联器官，如肺，应给定剂量体积约束；对混合型器官，如心脏，应同时设定最大剂量限值和剂量体积约束。

（4）计划设计和优化

VMAT需要确定的射野参数有射线能量、弧形起始角度、弧形角度范围以及弧形数目。弧度范围的选择可参考IMRT计划的射野角度范围，并做适当调整。鼻咽癌由于靶区位置和复杂性，通常选择全弧照射；为减少肺的照射体积，胸部肿瘤可选用部分弧照射；对于偏侧肿瘤，可选择在患侧方向进行部分弧照射；颅内肿瘤可采用非共面弧照射。设定优化条件和射野控制参数，进行计划优化。如果评价不满意，则可调整射野参数或调节优化参数，反复迭代优化直至剂量分布满意。

（5）评价治疗计划

首先，检查患者一般信息、计划处方和治疗机器等是否错误。其次，判断治疗计划是否可以顺利执行和实施效率。最后，评价计划的剂量是否满足临床处方剂量要求，并且从三个解剖层面评价治疗计划的剂量分布。

（6）计划报告和输出射野数据

在医师确认一个计划后，物理师应打印一份完整的治疗计划，VMAT计划报告包括患者体表标记位置、照射野中心点位置及移床矢量、射野参数的详细列表、靶区剂量和分次方式、若干层面的剂量分布、射野方向观（beam eye view，BEV）和/或数字重建射线照相（digitally reconstructed radiograph，DRR）等。

通过网络系统将计划和影像数据传输至加速器控制终端，以便物理师进行计划验证和治疗前的影像引导摆位配准。如果治疗机配备了治疗记录验证系统（R&V系统），应通过电子方式将一套完整的射野数据传输至R&V系统。

3.计划验证

（1）剂量学验证

剂量学验证就是验证患者实际受照剂量是否与计划内计算剂量一致。VMAT计划剂量验证方法包括点剂量、面剂量和体积剂量验证。点剂量多采用电离室和水模体进行等中心附近高剂量坪区的某一点剂量的验证。面剂量多采用二维平面矩阵进行角度归零测量验证，或者采用三维矩阵进行实际角度测量验证，通过分析中心平面剂量的Gamma通过率来评价计划的剂量精度是否符合临床要求。体积剂量验证常采用特定的测量工具，在CT图像上对测量剂量进行3D剂量重建，以获得测量的体积剂量，并与计划剂量进行体积剂量比较，比较的参数包括体积Gamma通过率和DVH的差别。

（2）治疗前摆位验证

验证患者计划等中心的准确性。验证患者摆位的方法：在疗程开始前进行一次正侧位射野片拍摄或通过电子射野影像装置获取正侧位EPID图像，然后与模拟定位时影像或计划报告内DRR进行比较，确定摆位误差和治疗中心。

（3）图像引导摆位验证

患者每次治疗前需进行患者在线图像采集，并与参考图像进行配准，以判定患者摆位误差，并根据摆位误差进行移床修正或调整计划。目前图像引导技术主要包括锥形束CT（CBCT）、kV/MV-CT、MR和PET-CT等，均可实现治疗前摆位验证。

4.计划执行

在前述验证结果符合要求后，技师就可以开始治疗患者，至少应有2名技师全程参与患者的治疗执行。VMAT采用分次治疗，一个分次的治疗操作步骤如下。

（1）请患者进治疗室，向患者确认姓名和病历号。

（2）如果是第一次治疗，详细向患者描述治疗实施过程，治疗持续时间及可能发生影响患者情绪的事项，及如何在治疗实施过程中与技师保持沟通，如举手或按铃要求治疗暂停。

（3）治疗摆位，两名治疗技师同时参与，严格按照治疗要求摆位。

（4）在线图像扫描和配准，确定此次摆位误差大小，必要时进行调整修正。

（5）治疗实施，1名技师根据计划报告输入射野参数，另外1人应核对检查射野数据，确保无误后，方可实施治疗。

（6）治疗结束，治疗实施完成后，技师做治疗记录；进治疗室，为患者解除固定装置，请患者下床，完成本次治疗。

（五）局限性和副作用

VMAT技术的局限性主要在于其计划优化时间长且治疗控制复杂，需要额外地对加速器进行更繁杂的质量控制和质量保证，包括需要测试剂量率与机架运动速度的关系、剂量率与叶片运动速度的关系等项目。另外，对于受呼吸运动影响的肿瘤部位，采用VMAT技术时要考虑interplay效应，以免影响剂量照射的准确性。

VMAT放疗的副作用因人而异，主要取决于治疗剂量、治疗部位以及患者健康状况等多种因素，主要副作用。

1.急性副作用

在放疗后不久开始出现，主要包括疲劳、食欲不振、头昏、呕吐、腹泻以及骨髓抑制，还有照射区皮肤黏膜红肿、溃烂、疼痛以及咳嗽、吞咽困难，头部受到照射以后会出现脱发，通常在治疗结束后几周内完全消失；

2.迟发性副作用

往往在放疗结束后6个月或更长时间出现，包括不孕症、关节疾病、淋巴水肿、口腔疾病、脊髓损伤、皮肤、肌肉和肺组织纤维化改变。

主要预防措施是在计划设计过程中充分评估并尽可能降低OAR和正常组织的照射范围和受照剂量，在治疗疗程中，医师注意患者状况并实施临床的及早干预。当发生严重的副作用时，合理的辅助治疗有助于缓解患者的痛苦和不适感。

四、外照射——逆向调强放疗

（一）历史沿革

调强放射治疗（intensity-modulated radiotherapy，IMRT）最初是由Bjarngard和Kijewski及其同事于20世纪70年代提出，直到Brahme（1988）提出了基于逆向技术调强方法，IMRT才得以普及和推广。20世纪70年代伴随CT发明，放疗从二维治疗转变为三维治疗。20世纪80年代中期，计算机控制多叶准直器（MLCs）发展，带来了三维适形放疗临床突破。三维治疗计划和三维适形束流结合，可在增加肿瘤剂量同时降低危及器官和正常组织剂量，20世纪90年代中期，IMRT由理论转为现实。

（二）技术原理

IMRT原理是用非均匀强度分布射野从不同方向照射肿瘤靶区，使靶区受到高剂量照射，而周围正常组织受到最低剂量照射。传统定义上IMRT需满足两个条件：在照射方向上，照射野形状必须与靶区形状一致；靶区内及表面剂量处处相等，射野内每一个点的输出剂量能按要求方式调整。

调强治疗计划分为正向调强计划和逆向调强计划：正向调强计划通过人为设置机器参数来实现想要目标剂量分布；逆向调强计划是通过预先设置目标值，计算机自动优化获得实际机器运行参数。按照MLC运行模式不同，又可分为静态调强和动态调强。

（三）适应证

IMRT已广泛用于各个部位肿瘤，在头颈、颅脑、胸、腹、盆腔和乳腺等全身各个部位肿瘤均已得出肯定性的结论，目前临床IMRT已作为放疗首选。

（四）操作流程

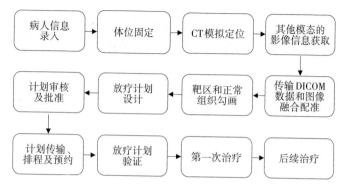

病人信息录入 → 体位固定 → CT模拟定位 → 其他模态的影像信息获取

计划审核及批准 ← 放疗计划设计 ← 靶区和正常组织勾画 ← 传输DICOM数据和图像融合配准

计划传输、排程及预约 ← 放疗计划验证 → 第一次治疗 → 后续治疗

（五）IMRT的局限性、解决方案

多种因素会影响IMRT靶区实际剂量确定性，需根据病种部位结合患者自身情况选择合适体位以及固定装置；4D-CT联合呼吸控制技术可降低呼吸运动对靶区剂量的影响；膀胱容量监测仪器可尽量保持每次治疗时膀胱容量与定位时一致性；以及应用IGRT均有利于IMRT精准实施。

正常组织低剂量区体积增加为IMRT局限性之一，在计划设计时射野数量不要过多，尽量避免横向穿肺，避免射野角度过于分散等方法有助于降低正常组织低剂量区体积。

加速器MLC间凹槽结构和相对叶片端面的圆弧设

计，导致静态照射时叶片间漏射率为1.5%~2%，相对叶片合拢时端面漏射率甚至超过20%，动态调强的叶片间漏射率超过10%。通过二级准直器旋转一定角度遮挡一部分正常器官并锁野的方式可降低MLC叶片间射线的漏射，双层多叶光栅的设计也可降低MLC的漏射。MLC的可靠性会严重影响IMRT的精确执行，做好日常QA工作，可避免或减少由MLC引起的误差。

IMRT射野长度一般不超过40 cm，对较长靶区（如全中枢照射）或多靶点靶区，可采用多等中心一体化优化照射方式，此法需技师对每个等中心摆位，比较烦琐。有些计划系统不支持多中心一体化优化，只能行分段计划，容易造成剂量冷点与热点。

五、外照射——螺旋断层放疗（TOMO）

（一）历史沿革

螺旋断层放疗机由美国威斯康星州HI ART公司生产，2002年通过美国FDA批准，2004年在美国正式销售用于临床治疗。我国第一台螺旋断层放疗系统于2007年9月份开始治疗患者，截至2021年底，全国装机76台。

（二）工作原理

螺旋断层放疗（Tomotherapy，TOMO）其基本设计理念为将一个直线加速器或其他辐射发射装置放置到CT的环形机架结构中，在患者纵向穿过机架时，由多叶准直器系统调制的旋转扇形束向患者传递治疗辐射。该系统使用断层成像系统进行治疗验证，并使用断层重建数据进行最佳的治疗计划。

二元气动多叶光栅是TOMO系统的独特优势及核心技术之一。准直器中围绕患者旋转的叶片只有打开和关闭两种状态，优化程序决定叶片的运动序列和开闭时间，完成对子野强度的调制。叶片移动的速度为250 cm/s，是传统MLC叶片速度的125倍，在相同时间内，对射线的调制能力是传统MLC的100倍以上，使TOMO能够对复杂形状的肿瘤区域调整辐射剂量，而正常器官受照剂量是有限的。TOMO在360°中有51个投射角，因其是螺距比（Pitch）为0.2~0.4之间的螺旋扫描，每一个断层可以接受3~4次的重复照射，对每一个断层总的投射可达150~250次，对每一次投射的剂量调制可达100个层级，因此螺旋断层放疗系统在旋转照射的过程中，既有大量的投射角度可以选择，又能在每个角度上实现高度调强。其64片互锁设计的二元叶片可调制40 cm宽的照射野，一次治疗的长度可达160 cm，可以对多病灶、大体积或长条形肿瘤实施调强放疗，无须进行多野衔接。与传统IMRT技术相比，TOMO可以在靶区周围提供更陡峭的剂量梯度，从而更有效地保护周围的正常结构，减少辐射相关的副作用。

（三）适应证

TOMO适用于IMRT的所有适应证，TOMO相比于IMRT的计划设计具有明显优势，适形度、均匀度更好，无须照射野衔接，可避免冷区/热区，可更好保护危及器官。对于超大靶区，TOMO可通过连续性照射完成单个大范围肿瘤靶区或多个靶区的治疗，TOMO是目前唯一可以一次完成全中枢照射、全骨髓照射的技术，无须照射野衔接，且正常组织可受到更好的保护。

（四）治疗流程

如下图所示。

螺旋断层放射治疗流程

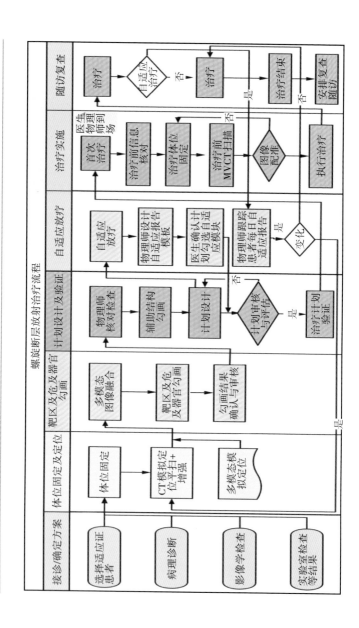

（五）TOMO的局限性和解决方案

TOMO无法实现非共面照射。非共面照射是指各个照射野的射野中心轴不在同一个平面内，其优势在于增加射野的入射方向，射野聚焦度大幅提高，靶区边缘剂量跌落更快，常用于立体定向放疗。TOMO因治疗床无法旋转，不能实施非共面照射，可以通过众多的子野照射来弥补。Ke S等入组10例接受术前新辅助放疗的鼻腔癌和鼻窦癌患者，发现IMRT和TOMO计划PTV覆盖相当，但TOMO计划的剂量均一性更优，患侧晶体和眼球的照射剂量更低。TOMO因为螺旋照射的方式，可能导致低剂量照射区域增加，但目前的研究结果并不一致。

TOMO相对于VMAT等照射技术，一定程度上增加了照射时间。Berrin Pehlivan等纳入7例不可手术切除的胸膜恶性间皮瘤患者，TOMO的治疗时间明显延长（7.4 vs.2.5分钟，$P<0.001$）。食管癌、乳腺癌、前列腺癌等恶性肿瘤放疗计划的剂量学研究中同样发现TOMO的治疗时间明显更长。目前对于TOMO治疗时间的劣势并无很好的解决方案。新的TomoDirect模式可采用非旋转式的照射，最多可提供12个共面静态野的照射，可能缩短治疗时间。

六、外照射——头部γ刀

（一）历史沿革

1968年瑞典医科达公司融合现代计算机技术、立体定向技术和放射技术为一体，研制成功世界首台头部放射外科治疗系统，由于该系统照射后组织与靶区外组织形成一个类似刀切样边界，因此，被Leksell教授形象地称为γ刀。头部γ刀技术始终在完善和进步，治疗过程日益人性化和舒适化；治疗模式逐渐能兼容无框治疗和分次治疗；计划系统更加智能，具备逆向计划功能；安全防护增加了三重屏蔽、双重防碰撞和多重联锁保护等技术。

（二）技术原理

头部γ刀治疗的核心原理是精准定位和聚焦高能射线束，对靶区进行单次或分次大剂量照射，以实现摧毁靶区病变不可逆生物效应，不同年代和不同类型的头部γ刀采用不同数量钴[60]放射源，安置在半球弧面从不同角度和方位发出γ射线束聚焦照射在半球体的几何中心，瞬时获得一个高剂量γ射线焦点，致死性摧毁靶区内病灶，而单束射线经过的正常组织所受照射量极低，伤害很轻。治疗过程包括精准定位、精确诊断、精确计划和精准施照4个环节，主要采用MRI、CT、PET/CT等医学影像获取靶区信息，通过放射外科定位头架系统精准定位，在计算机精确计算和控制下，将不规则形状靶区完全包绕在治疗范围内，同时直观精确判断周围正常组织受照量，使正常组织处在一个安全、可耐受放射量内，从而达到病灶区域剂量高、正常组织受量小的临床要求。

（三）适应证

头部γ刀和外科手术治疗、X刀治疗都是局部有效根治性方法，相互无拮抗作用，但适应证选择有排他性，最好选择一种治疗就不要重复别的方法，除非特殊情况，例如术后复发或残留需γ刀治疗，或γ刀治疗后复发或出现并发症需手术治疗。头部γ刀适应证包括非功能性病灶和功能性病灶两大类。

非功能性病灶主要是不能手术或拒绝手术的颅内原发或转移、直径<5 cm病灶。如：良性肿瘤（垂体瘤、脑膜瘤、听神经瘤等）和恶性肿瘤（脑转移瘤、胶质瘤、生殖细胞瘤等）。此外，需重点强调的是：胶质瘤和生殖细胞瘤等肿瘤边界不清，有浸润性或易沿脑脊液播散的肿瘤不能单纯使用头部γ刀治疗，必须与全脑全

脊髓等照射技术联用；顽固性颅内高压和脑室扩张禁用头部γ刀治疗。

（四）操作流程

1.治疗体位固定

主要采用有创头架或无创面网进行固定，通过头钉将头架固定在颅骨上，优点是固定稳固，精度极高；缺点是有创操作，且不利分次治疗；无创面网用热塑膜固定，可重复分次治疗，需图像引导配合保证治疗精度。

2.脏器运动管理

头部γ刀采用头架固定于颅骨上，不需考虑脏器运动。

3.定位扫描技术

头部γ刀采用MR模拟定位，仰卧位，有创头架固定，或无创面网固定，双手置于身体两侧，进行3D T1权重横断面增强扫描，扫描范围自颅顶至第二颈椎下缘，颅底肿瘤下缘可能会更低，原则上要求在全部覆盖肿瘤范围基础上，上下缘分别超出至少2 cm；采用CT定位扫描需要MR图像融合确认靶区范围。

4.治疗计划设计

（1）垂体腺瘤：周边剂量达到10 Gy即可使肿瘤停

止生长或萎缩，周围危及器官耐受剂量：视神经和视交叉为8~10 Gy，海绵窦内神经为18 Gy。

（2）听神经瘤：直径1~2 cm的肿瘤给予周边剂量14~17 Gy（平均15 Gy），中心剂量29~34 Gy（平均剂量31.8 Gy）；直径2~3 cm的肿瘤给予周边剂量12~18 Gy（平均14 Gy），中心剂量26~35 Gy（平均剂量31.2 Gy）；直径大于3 cm的肿瘤给予周边剂量8~14 Gy（平均12 Gy），中心剂量20~34.1 Gy（平均剂量28.2 Gy）。

（3）脑转移瘤：单发性脑转移瘤给予周边剂量9~25 Gy（平均剂量16.5 Gy），中心剂量30~60 Gy（平均剂量37.5 Gy），处方剂量线45%~50%，平均45.8%。2~4个转移瘤给予周边剂量9~27 Gy（平均剂量14.5 Gy），中心剂量25~52 Gy（平均剂量30.2 Gy），等中心剂量线30%~60%，平均45.8%。5~12个转移瘤一般在1~2周内分2次完成，具体照射剂量根据肿瘤位置灵活掌握，重点注意多靶点之间剂量重叠部分。

（五）局限性和副作用

初代头部γ刀具治疗范围受限、手动更换准直器、缺乏图像引导和治疗计划系统落后等局限性，新一代头部γ刀已在以上各方面取得显著改善，极大弥补了局限性。

头部γ刀副作用因肿瘤大小和部位不同而异，最常见副作用是照射部位周围脑组织水肿，临床表现为头痛、头晕和恶心、呕吐，可用甘露醇注射液改善，必要时可用激素治疗 1 周左右，另外抗肿瘤血管生成药物（贝伐珠单抗注射液和重组人血管内皮抑制素注射液）在缓解顽固性脑水肿方面有很好疗效；如发生严重的、药物治疗无效的脑水肿，则需神经外科行颅骨开窗减压术或脑室腹腔分流术等治疗。

归根结底，头部γ刀副作用重在预防，必须严格掌握适应证和控制肿瘤边缘危及器官受量，根据肿瘤特点给予最恰当处方剂量，才可避免严重副作用发生。

七、外照射——体部γ刀

（一）历史沿革

体部γ刀又称为γ射线全身放射外科治疗系统，是由深圳奥沃公司于 1998 年自主研发而成，被命名为 OUR-QGD 型体部γ刀，由主机、立体定位系统、电气控制系统和治疗计划系统等部件构成；该产品借鉴头部γ刀多源旋转聚焦原理，把适应证从颅内扩大到全身。

（二）技术原理

OUR-QGD 型体部 γ 刀将 30 枚钴^{60}放射源装载在半球型源体上，按照一定经纬度规律分布，在伺服电机驱动下，源体旋转，使 30 束 γ 射线在准直器引导下形成一个均匀射线锥面，汇聚在焦点上，实现高剂量聚焦照射，这一基本原理决定了 γ 刀的最大优点：靶区中心剂量高，周边剂量跌落迅速。

2012 年奥沃公司推出了奥沃大医体部 γ 刀，与前几代产品相比，附加了 IGRT 功能、治疗床可做三维联动、可行 CT、MR、PET/CT 等多种图像配准、融合；

玛西普公司研发的 MBGS 型体部 γ 刀使用多项专有技术，具有显著技术创新，采用倾斜式等距旋转聚焦、三维运动治疗床和 C 型开放式机架。

（三）适应证

体部 γ 刀主要适用于直径<7 cm、不能手术或拒绝手术、发生在功能并联器官或实质器官的原发和转移肿瘤。在把握适应证时主要考虑两个方面：

1.靶脏器选择

主要选择功能并联器官，是指正常生理功能不因局部异常或缺失，致使整体失能的脏器。因此，具备并联脏器特点的实质器官，体部γ刀临床治疗频率最高的依次为肺、肝、胰和肾原发和转移性恶性肿瘤。

不能或拒绝手术的早期肺癌是体部γ刀首选适应证，空军特色医学中心报道T1/T2早期肺癌接受体部γ刀治疗1、3、5年总生存率分别为93.1%，72.0%和60.3%；无进展生存率分别为86.2%，64.2%和48.8%。肺转移瘤，特别是寡转移患者在原发肿瘤有效控制前提下，也适宜采用体部γ刀治疗，1、2、3年总生存率分别为100.0%，72.5%和62.5%；无进展生存率分别为65.0%，10.0%和0。

2.靶病灶要求

肿瘤体积相对较小，最大直径不超过7 cm；靶区边界清晰，动度可控；与高危器官有安全距离。

（四）操作流程

1.治疗体位固定

体部γ刀多采用真空负压垫定位，通过抽出袋内气体产生负压成型技术来固定患者体位。定位时，将真空负压垫均匀平铺在定位CT治疗床上，使其与患者良好贴合后抽气塑形。

2.脏器运动管理

由于体部γ刀治疗时间相对较长，对胸腹部的肿瘤动度管理难度较大，放射外科常用主动呼吸控制、呼吸门控术和呼吸追踪术在体部γ刀治疗中均应用难度较大，最常用的方式是腹部加压技术和自然呼吸状态的动度补偿。腹部加压是使用腹部加压板或腹压带在定位时和每次治疗时对患者进行腹部加压限制呼吸运动幅度，腹部加压时压力越高，加压效果越好；同时加压部位建议选择在剑突下区域。该措施简便易行，常可将呼吸运动幅度控制在5 mm以内。自然呼吸状态下的呼吸动度补偿，这适用于身体状况相对较差患者，在自然呼吸状态下评估呼吸动度范围，通过靶区勾画扩大足够ITV来补偿呼吸动度。

3.定位扫描技术

体部γ刀定位时，采用仰卧位（特殊情况下也可用俯卧位，但俯卧位不利体位重复，增大摆位难度），双手上举握杆，专用治疗床结合真空负压垫固定，配合腹部加压技术，患者自然呼吸，螺旋CT增强扫描，层厚3-5 mm，层间距3-5 mm，范围需包括靶区所在器官整体，并上下超出至少2 cm。也可配合慢CT扫描（扫描速率1层/5秒），以观察肿瘤呼吸动度。

4.治疗计划设计

（1）肺癌：根据靶区大小和复杂程度采用单靶点或多靶点照射，当靶区≤3 cm时，50%等剂量线覆盖100%PTV，8~10 Gy/次，5次/周，总剂量48~50 Gy。当3 cm≤靶区≤5 cm时，计划处方要求50%等剂量线覆盖100%PTV，60%等剂量线覆盖90%以上的CTV，70%等剂量线覆盖80%以上的GTV，50%等剂量线处5 Gy/次，5次/周，GTV总剂量70 Gy/10次/2周。当靶区≥5 cm时，靶区适形度降低，剂量线覆盖体积百分比下降，可根据实际情况进行调整，降低分次剂量，减少对危及器官的损伤。

（2）肝癌：当靶区≤5 cm时，50%等剂量线覆盖100%PTV，4~5 Gy/次，5次/周，总剂量40~50 Gy，70%等剂量线覆盖80%以上GTV，6~7 Gy/次，5次/周，总剂量60~70 Gy。当靶区>5 cm时，计划处方要求50%等剂量线覆盖100%PTV，3~5 Gy/次，5次/周，总剂量30~50 Gy/10次/2周。实际执行时需要根据肝功能分级情况来确定合适的分次剂量和总剂量。

（3）胰腺癌：计划处方要求50%等剂量线覆盖100%PTV，60%等剂量线覆盖90%以上的CTV，70%等剂量线覆盖80%以上的GTV，50%等剂量线作为处方剂量，胰头癌3~4 Gy/次，胰体尾癌4~5 Gy/次，5次/周，总剂量40~51 Gy/10~15次/2~3周。

（4）肾癌：当靶区≤4 cm时，60%~70%等剂量线覆盖100%PTV，4~5 Gy/次，5次/周，总剂量40~50 Gy。当靶区>4 cm时，计划处方要求55%~60%等剂量线覆盖100%PTV，3~4 Gy/次，5次/周，总剂量40~46 Gy/10~14次/2~3周。

（五）局限性和副作用

体部γ刀的局限性体现在：靶区适形度相对较差，特别对>5 cm病灶；钴[60]放射源固定于机架内，限制了射线入射角度，导致治疗范围受限；随着放射源衰减，治疗时间逐渐延长；进行自适应放疗难度较大等。目前新型体部γ刀正在通过改善机架设计方案、优化治疗计划系统等方式来逐步弥补上述局限性。对临床医生，最佳预防和处理措施是严格把握适应证，选择最适合体部γ刀技术患者进行治疗。

八、外照射——X刀

（一）历史沿革

X刀发展历程与γ刀相似，也是先诞生头部X刀，之后衍生出体部X刀。从技术形成脉络上主要经历3个阶段，分别是：首先，将基于直线加速器的放射外科技术用于颅内病变；其次，解决脏器运动控制问题，将基于直线加速器的放射外科技术用于体部病变；最后，改进了定位技术，整合了影像引导技术，从而使X刀广泛应用。从设备技术特点可分为改进型悬臂式直线加速器、机械臂式加速器（例如Cyberknife）、螺旋断层扫描式（例如Tomotherapy），以及采用MR引导技术的Unity系统等。

（二）技术原理

X刀的基本工作原理源于直线加速器，但技术要求显著高于直线加速器。特别是：

（1）X刀对影像引导技术和运动控制的功能要求更严；

（2）局部剂量聚焦、高度适形和边缘剂量跌落梯度陡峭的特点也要求加速器能够达到极高的剂量调制能力、更薄的光栅叶片和更高的投照精度；

（3）定位的体位和靶区几何精度要求更高。

（三）适应证

X刀的适应证与γ刀相似，大部分情况下两种技术可平替，但与γ刀相比，X刀的最大优点在于：影像引导技术更先进和运动控制技术更多样化；最大缺点在于：靶区中心聚焦剂量和周边剂量跌落速度弱于γ刀，因此，临床应用需根据肿瘤部位、体积、脏器运动等因素综合决定。

（四）操作流程

1.治疗体位固定

X刀的体位固定方式都是无创体位固定，主要包括：头颈肩热塑膜配合发泡胶成型固定、高分子低温水解热塑型体网固定技术、真空负压垫和放射外科定位框架等。另外还有直肠球囊、水凝胶间隔等设备用于保护周围危及器官。其中头颈肩热塑膜配合发泡胶成型固定效果较好，制作时需要1名物理师和2名技术员共同参与，先将发泡胶专用固定架放置于定位板上，取出一套新的发泡胶套装，将套装中的透气防水袋平铺固定在专用定位架上，再分别把带有双面胶的2~3块泡沫放置在防水袋里面，为倒入的液体预留出空间；患者去除多余的衣物、饰品、假牙，平躺于防水袋上，找到合适位置后坐起，不要移动位置；将A液和B液混合后摇匀倒入防水袋中，均匀平铺，并在着重需要固定的部位酌情加减混合液量；辅助患者再次平躺在透气防水袋上，迅速移动防水袋，使混合液充分接触并包裹头颈部，尽可能将袋中空气排出后封口，待混合液完全发泡膨胀并冷却固定成形后，患者坐起，去除发泡胶专用固定框架，将成型的发泡胶固定在定位板上，患者平躺后再开始制作头颈肩热塑膜即可。

2.脏器运动管理

X刀治疗中的脏器运动管理技术较多，包括主动呼吸控制、腹部加压技术、呼吸门控技术和呼吸追踪技术等，其中呼吸追踪技术是唯一的有创方式，但也是效果最好的。另外，呼吸门控技术在核磁共振引导的加速器中无法应用。

呼吸追踪技术是在肿瘤内或附近植入金标，运用同步呼吸追踪软件Synchrony跟踪金标运动代替肿瘤运动，进行同步照射。患者用真空垫行体位固定，穿特制背心行扫描，CT扫描前保持正常呼吸，在呼气结束时屏住呼吸进行扫描。在治疗时特制背心的合适位置放置了红光标志，通过固定在床尾侧墙上的红光探测器连续追踪体表红光运动信号，计算机模拟出呼吸导致的体表小球运动轨迹。同时，治疗床两侧上方的X射线对体内植入的金标进行多次摄影，掌握呼吸运动时肿瘤实时位置，重建出肿瘤运动轨迹。分别构建患者呼吸运动模型和肿瘤的四维位置模型，通过呼吸运动引导机械手臂自动控制加速器持续跟踪肿瘤。

3.定位扫描技术

采用合适的体位固定方式后，X刀的定位扫描过程与γ刀完全相同。

4.治疗计划设计

X刀在治疗计划设计时需要区别对待头部肿瘤和体部肿瘤。其中头部脑功能区、脑神经、脑部的重要神经结构对X射线的准确耐受剂量并不清楚，部分数据来自实验室和临床实践，还有一部分根据数学模型推导得出（表1）。

表1 QUANTEC推荐的颅脑部分危及器官的剂量-体积限值

危及器官	照射技术	剂量参数	终点事件	发生率
全脑	单次SRS	V12<5~10 cm³	症状性脑坏死	<20%
脑干	单次SRS	Dmax<12.5	永久性脑神经病变或坏死	<5%
视神经/视交叉	单次SRS	Dmax<12	视神经病变	<10%
耳蜗	单次SRS	Mean dose≤14	感觉神经性听力丧失	<25%

（1）胸部肿瘤

计划评估应包括靶区处方剂量的覆盖度、适形度指数和剂量体积直方图上的参数等，危及器官主要包括患侧肺和双肺平均剂量、V5、V10、V20、V30等指标，气管、支气管、食管、脊髓等串行器官评估最大剂量和1 cm³体积受到的照射剂量、胸壁或皮肤评估最大点剂量以及V30、V40、V50受照射的绝对体积。

（2）腹部肿瘤

需要区别对待串行器官和并行器官。

a.肝脏：正常肝脏对射线有显著的剂量体积效应，正常肝脏的全肝、2/3和1/3安全剂量分别为30~35 Gy、45~47 Gy和70~80 Gy。要特别注意肝硬化患者，其放射耐受性明显降低，全肝耐受量为23 Gy。

b.胃：属于放射相对敏感组织，当胃照射剂量45 Gy体积超过100 cm³时，出现严重损伤，主要表现为胃溃疡、穿孔、出血。30 Gy/2~3周即有黏膜水肿，40~50 Gy/4~5周可能出现溃疡。照射1/3时，TD5/5=60 Gy，照射2/3时，TD5/5=55 Gy，主要表现为溃疡穿孔。

c.肠道：肠道照射100 cm³时，TD5/5=50 Gy，损伤表现为溃疡、穿孔、出血。

d.肾脏：属于放射相对敏感组织，当照射1/3时，TD5/5=50 Gy；照射2/3时，TD5/5=30 Gy；照射3/3时，TD5/5=23 Gy。主要表现为临床性肾炎，当双肾受照射，可能出现慢性肾功能衰竭。

5.剂量分割模式

X刀与γ刀的剂量分割模式略有差异，相同之处在于都追求GTV的有效生物剂量达到100~150 Gy；区别在于X刀的靶区内剂量要求尽可能均匀，而γ刀的靶区剂量从外向内是层层递增的。

以早期非小细胞肺癌为例，对于周围型肺癌，直径≤3 cm的病灶，通常采用10~18 Gy/次，5次/周，总剂量50~60 Gy；美国M.D.Anderson癌症中心Joe Y Chang教授推荐GTV 50 Gy/4次的剂量模式。对于中心型肺癌或老年患者（年龄≥70岁），则推荐采用GTV 70 Gy/10次的剂量模式。

6.治疗验证和精准施照

X刀治疗过程中，为有效减少正常组织受照剂量，高剂量等效曲线与靶区适形度和靶区边缘高剂量的快速跌落是非常重要的，因此，治疗验证和精准施照是非常重要的。

对剂量验证建议以体内测量为准，但临床可行性差，因此目前应用最多的是治疗前剂量验证方法是将IMRT计划移植到模体上来测量模体内的剂量分布。因此，选择合适的模体对测量剂量准确性尤为重要。

此外，在每次放疗前，应严格审核图像引导结果和核对定位片，并制定严格连续周期性质量保证计划（日检、周检、月检和年检）。

（五）局限性和副作用

X刀的局限性和副作用与γ刀相似，具体参照γ刀对应章节。

九、外照射——低能X线术中放射治疗

（一）历史沿革

术中放射治疗（intraoperative radiotherapy，IORT）是指在手术过程中用放疗设备对原发肿瘤瘤床、残存灶和淋巴引流区等部位施行近距离单次大剂量照射，高效杀灭肿瘤细胞，是目前最有效肿瘤治疗手段之一。广义IORT包括术中放射性粒子瘤体或瘤床内植入。作为一项多学科协作（MDT）技术，术中放疗需放疗医师、物理师和外科手术医师、麻醉医师及护理团队严密组织、精准配合。

（二）技术原理

蔡司公司于 1997 年推出了术中光子治疗仪 Intrabeam，适应了肿瘤外科从根治性手术到微创、风险评估的改良手术的概念演变。Intrabeam 配备的可移动微型放射源通过一个长 10 cm、最大功率为电压 50 kV、管电流 40 μA 的漂移管加速电子束射入金靶，进而激发出手术所需的各向同性低能量 X 射线。根据实际使用中的临床应用要求，采用 6 轴机械臂式，可以连接不同型号和大小的施源器到 X 射线源上，形成不同的照射野，其可产生球型射线野、平面射线野或管状射野。照射深度 1.0~2.0 cm，照射直径 1.5~6.0 cm。其较小的体积、较轻的重量（280 kg）、较低的防护要求，使设备可在手术室直接使用；滑轮系统方便灵活，摆位时间 10 min，治疗时间 15~30 min，使同时为多台手术提供术中放疗成为可能。由于照射范围之外辐射剂量急速下降，使周围健康组织得到很好的保护，而受照组织中更高的电离密度产生了更高的相对生物效能，达到温和高效的肿瘤治疗效果。近几年 Intrabeam 得到大量配置，术中放疗又获得新发展，所以本指南主要针对 Intrabeam 移动式光子束的术中放疗进行阐述。

（三）适应证

术中放疗的临床适应证是随着设备进步不断得到拓展的，目前广泛应用于头颈部肿瘤、消化系统肿瘤、肺癌、妇科肿瘤、前列腺肿瘤、骨科肿瘤的治疗。近年来在乳腺癌的治疗中应用增长较快。保乳手术结合术中放疗可降低乳腺癌的局部复发率，提高患者生存率及生活质量，并能达到多数患者要求的术后乳房美观度。同时，这种技术的应用有效降低了医疗费用，缩短了治疗疗程。

1.胰腺癌

胰腺癌适应证：

（1）原发肿瘤具有完整可能的切除性（分期为T3N0M0或者T4N0M0）。

（2）术中肉眼可见肿瘤残留，或者冰冻病理证实切缘阳性者。

（3）不可切除的肿瘤，厚度 <4.5 cm（受不同IORT设备的限制，数值可能有差异）。

（4）伴有其他治疗无效的中到重度疼痛。

2.胃癌

胃癌适应证：

（1）没有腹膜转移和肝转移。

（2）原发肿瘤已行根治性切除。

（3）原发肿瘤位于胃体和胃窦部（胃下三分之二部分）。

（4）胃后壁肿瘤侵出浆膜，直接侵及胰腺。

3.乳腺癌

乳腺癌适应证：

（1）肿瘤直径<5.0 cm、符合保乳手术适应证且有强烈的保乳意愿者。

（2）肿瘤和乳房组织容量比例适中，病灶切除后周围有足量乳腺组织包埋球形施用器。

（3）既往未行IORT且保乳手术后局部复发仍有条件行保乳手术者。

（4）肿瘤切除后原病灶局部复发风险低危者。

（5）保留乳头、乳晕复合体的乳腺癌患者皮下腺体切除后可采用IORT降低乳头、乳晕切缘复发的风险。

4.妇科肿瘤

妇科肿瘤适应证：

（1）可以耐受较大的手术。

（2）外科手术后局部复发概率高，手术病理切缘阳性或者切缘接近癌灶。

（3）无远处转移。

（4）技术上可行。

5.软组织肉瘤

软组织肉瘤适应证：

（1）确诊为原发或术后复发软组织肿瘤。

（2）病理学类型包括滑膜肉瘤、脂肪肉瘤、纤维肉瘤、梭形细胞肉瘤、平滑肌肉瘤、横纹肌肉瘤、恶性周围神经鞘瘤未分化多形性肉瘤等。

（3）FNCLCC等级：1-3级。

（4）根治性切除原发肿瘤后仍有残存病灶。

（5）无远处转移。

6.脊柱转移瘤

脊柱转移瘤适应证：

（1）有恶性肿瘤病史和（或）影像学、病理学诊断为脊柱转移瘤，溶骨性或混合性破坏表现。

（2）瘤椎椎体后壁侵犯程度低，为 Bilsky ESCC 硬膜外压迫分级 0 级至 1 b 级（0级：肿瘤局限在椎体骨内，1a级：肿瘤侵入硬膜外但硬脊膜无受压变形，1b级：肿瘤压迫硬脊膜但未挤邻脊髓）。

（3）累及椎体范围为 T3~T12，L1~L5。

（4）预期生存时间≥3个月。

7.头颈部恶性肿瘤

头颈部恶性肿瘤适应证：

（1）术后大块残留，即肉眼可见的肿瘤残留。

（2）术后显微残留，即组织学检查证实切缘有肿瘤细胞者。

（3）术后安全边缘不足，此项由手术医师判定。

头颈部恶性肿瘤照射野：瘤床部位且距表皮距离>1.0 cm。

（四）操作流程

1.治疗前评估

临床外科医生评估筛选具备实施术中放疗指征的病例，并完善相关术前检查，必须包含有影像学资料。

临床外科医生与放疗医生会诊，确认病例能否执行术中放疗，初步确定瘤床位置与放疗剂量。

确定手术日期，并通知手术室预选用的施用器类别及型号，由手术室将施用器送至后勤部门灭菌备用。

医学物理师在实施术中放疗前检查治疗机运行状态，并完成每日检查质控项目。

*打开场地巡检仪

（1）Probe Adjust（调针）--调整放射源针的准直度，使电子束能顺利打靶。

*注意锤柄朝上，连接PAICH和XRSo

调整针的准直度，确保电子束能顺利打靶

找准基准位（怀里），点Zero（置零），慢慢旋转PDA 360度，过程中注意观察何时出现最高值，将PDA转回至出现最高值的位置，按下锤柄进行敲击，使当前值二最高值–Runout/2，再旋转360°进行验证，如果Runout<0.1（绿色），则下一步，反之重复上面步骤。

（2）Dynamic Offset（电子束动态偏移，调整电子束至靶面中心）

*连接PDA和XRS，注意对准坐标

调整线束偏转电压，使电子束螺旋打靶，发射出球形射野。

连接质控工具，后点击"Continue"进入质控界面，点击"Start"开始出束。

（3）PDA Source Check（#项同性）--测试放射源输出各向同性偏差，确保输出为球形射野。

*连接PDA和XRS，注意对准坐标

用PDA测量线束输出各个方向的偏差，确保输出各向均等。各向同性测试允许误差范围：±12%。

与第二步连接方式相同，连接质控工具，后点击"Continue"进入质控界面，点击"Start"开始出束。

（4）PAICH Output Check（输出剂量率检查）--用电离室和剂量计测量放射源输出的剂量率

*连接PAICH，电离室和XRS。注意UNIDOSE先Zero（清零）

用电离室和剂量计测量放射源的输出剂量，确保输出剂量与校准文件数据在范围之内，符合治疗要求。

连接质控工具，后点击"Continue"进入质控界面，点击"Start"开始出束。Dose Rate Deviation from the Calibration File误差范围：±5%。

2.治疗决策

临床外科医师、放疗医师，以及影像、病理医师等相关专业人员通过多学科诊疗讨论（MDT）确定总体治疗模式。

放疗医师和临床外科医师共同确定照射靶区，以及要保护的器官和组织，以及选用合适的施用器类别和型号。

3.处方剂量

放疗医师确定处方剂量。

医学物理师输入正确的治疗参数，并与放疗医师共同确定治疗计划。

（1）Select Patient 选择已存在病人或者新建病人信息。

（2）Continue with previous patient 继续上一个病人的治疗选项，如有同一位病人需要照射多个部位，在上一次治疗后90分钟内可勾选此框，继续进行照射，无须再进行QA。

（3）Mark Site 功能，选择治疗部位。

（4）治疗参数选择

a.病人需要多次分割放疗的情况下，可在其中设置；

b.施用器类型选择，有球形/平板/表面/针型4种可选；

c.施用器尺寸选择；

d.施用器序列号；

e.本次治疗所用X射线源序列号；

f.射线能量为50 kV；

g.本次治疗所选用的校准模式，乳腺癌及脑瘤选用

TARGIT，其他适应证选择Calibration V4；

h.本次治疗所用XRS名称（如客户存在多个XRS）；

i.本次治疗所用射线管电流，选择40 uA；

j.处方剂量达到的深度；

k.放疗科医生确定的处方剂量；

l.预计放疗所需时间；

m.在处方剂量深度的剂量率；

n.锁定计划，锁定后再次更改需输入物理师密码计划完成指示。所有参数输入完成后计划完成指示灯变绿，进入放疗科医生确认界面。

4.计划执行

巡回护士将治疗机移动至手术室内合适的位置，医学物理师将X射线源安装在治疗机机械手臂上，手术室护士负责正确安装无菌罩和施用器。

无菌罩安装：

（1）海绵圈在袋子里面，不要暴露在外面。

（2）施用器缓慢套进针头，小心误伤针头。

（3）施用器开口的突起位置插入托盘卡槽内，当听到"咔嗒"一声，说明施用器已到位。

（4）以上步骤由无菌护士操作。

临床外科医师将套装好施用器的X射线源放置于照射靶区，并隔离非照射的器官和组织。

放疗医师验证治疗参数，核查患者基本信息、施用器类型和型号、处方剂量和照射深度，并输入密码签名确认。

所有人员离开手术室，并关门。核查无误后，医学物理师输入密码签名确认，开始执行术中放射治疗计划。

医学物理师和麻醉师需要通过监视器或者带屏蔽的观察窗监控整个术中放疗过程，以应对突发情况。

治疗结束后，由手术室护士取下施用器并送至后勤部门消毒。医学物理师负责收回X射线源。物理师负责整理治疗机，推回指定存放地点。

5.文档记录

医学物理师负责导出并打印术中放疗报告，简短版报告送至临床科室归入患者病历中保存，详细版报告留放疗科归档保存。

（五）局限性和副作用

1.局限性

与常规外照射相比，IORT做为一种辅助治疗方式也有其局限性：

当治疗范围较大时，由于无法计算准确的剂量分布，不能采用射野衔接技术治疗；

首先因治疗范围和深度，临床应用中可选择的适应证较少；

需要补充术后外照射时，由于靶区范围和OAR受量均无法精确确定，将对体外放疗计划的制定带来较大的困难；

治疗前后过程更复杂，要求精细、准确，增加了麻醉、手术的时间及风险性；

仪器、设施要求严格，需要做好强化防护意识，定期进行环境和个人剂量检测，且需要手术间、放疗间共建。放疗医师、技师、外科医师协作完成。因此一般非专科大型医院难以开展。

2.副作用

虽然IORT可以将正常组织隔离于放射野外，但由于单次照射剂量大，并发症的发生率为8.5%~24%。临床实践中发现其主要敏感部位为外周神经、输尿管、胆道、食管、小肠和肺。由于手术同时施行放疗，有些早期并发症难以区分是手术或是放疗所致。因此确保物理剂量的准确，做好肿瘤周围正常组织的辐射防护，就是IORT成败的关键。

（1）神经反应

照射ERBT 50 Gy、IORT 10~25 Gy后，外周神经损伤可表现为疼痛、运动和感觉障碍。3级痛感可在2~4个月后出现，1~12个月消退，与照射剂量和神经长度有关；IORT<12.5 Gy时，发生率为5%；而大于15 Gy时，发生率增加到19%。锥体脊髓反应为胰腺癌IORT的最大并发症，可表现为椎骨破坏、截瘫、椎管内出血、自主神经功能失调、肢体麻痹和活动不协调等。

（2）粘连性肠梗阻

行IORT的患者粘连性肠梗阻的发生率较单纯手术者高，可能与IORT引起的急性放射性炎症有关。术后胃肠功能恢复时间IORT组较单纯手术组平均延缓1天；肠粘连情况较单纯手术组增加10%左右，常发生于术后3~6个月，大部分经保守治疗可缓解。行IORT时，将肠管隔离于腹膜腔外或使射线局限于某一区域，使放射性炎症局限化，可减少肠粘连的发生。

（3）胃肠道出血

IORT最常见的并发症为胃肠道出血，且有迟发出血的可能。实验发现，IORT 45 Gy 照射后的动物与 30 Gy 相比，术后小肠张力和弹性明显下降，并伴有明显的黏膜下纤维化，5 年内出现内瘘、吻合口出血、肠壁萎缩等并发症高于 30 Gy 实验组。因此认为 30 Gy 是不引起小肠早晚期放射反应的最大剂量。Winett 等对 150 例无转移的局部胰腺癌患者行 IORT 后，16 例发生上消化道出血，为减少胃肠道并发症，除剂量不超过 30 Gy 外，术后延长胃黏膜保护剂、抗酸药的使用时间有助于降低消化道出血的发生率。

（4）胰腺相关并发症

胃癌术中放疗会出现放射性胰腺炎等并发症，其发生率为 4%，出现一过性淀粉酶升高，按胰腺炎治疗半个月后，淀粉酶水平恢复正常，症状消失。研究发现 IORT 25 Gy 不会引起明显的胰腺内外分泌功能不足、胰腺纤维化和胰腺炎等。

十、外照射——电子线放疗术

电子线放疗按照射方式分为电子线外照射与电子线束中照射，本章节将分两部分分别介绍这两种照射方式的历史沿革，基本原理及适应证，包括其局限性。

（一）电子线外照射

1.历史沿革

电子线技术随着电子线加速器在20世纪三四十年代的出现而逐渐发展、成熟，并于20世纪70年代随着能够产生多档能量电子线的医用直线加速器的普及而广泛应用于放射治疗中，常用的电子线能量范围是6~20MeV。电子线的射程较短且明确，这在治疗深度为5~8 cm及更浅的体表肿瘤时具有一定的优势。

2.技术原理

（1）中心轴百分深度剂量曲线

根据ICRU35号报告的推荐，使用以下参数描述电子线中心轴百分深度剂量曲线的基本特性：

1D_m：最大剂量点剂量。

2D_s：表面剂量，表面下0.5 mm处的剂量。

3D_x：X射线剂量，电子束在经过散射箔、监测电离室、X射线准直器和电子限光筒等装置时，产生的X射线所贡献的剂量。

4R_t：有效治疗深度，用于描述深度剂量曲线中用于临床治疗的深度，通常推荐使用90%最大剂量深度R_{90}用作有效治疗深度。

5R_{100}: 最大剂量点深度。

6R_{50}: 50%最大剂量深度或半峰值深度。

7R_p: 射程，百分深度剂量曲线上，过剂量跌落最陡点的切线与D_x水平线交点所对应的深度。

8R_q: 百分深度剂量曲线上，过剂量跌落最陡点的切线与D_m水平线交点所对应的深度。

9G: 剂量梯度，用于衡量剂量跌落；$G=R_p/(R_p-R_p)$。

（2）电子线的等剂量线分布

高能电子线等剂量线分布的特点为：低值等剂量曲线随深度增加向外扩张，而高值曲线向内收缩。

3.电子线外照射的应用细节

（1）电子线的剂量标定与计算

电子线剂量的标定须包含电子线能量，源皮距（SSD），适源器及照射野尺寸，其他射野调节设备（如组织补偿设备等），以及是否采用非均质校正等。当靶区及周围组织处于较均匀的软组织介质中时，电子射野的跳数（MU）可以通过以下公式进行计算：

$$MU=\frac{D}{\%D \cdot O_{cal} \cdot OF(E,CS,FS,SSD)}$$

上式中 D 为处方剂量，%D 为靶区远端所需覆盖的最低剂量线，O_{cal} 为电子线在标准射野及标准测量状态下每跳数的绝对剂量，OF 则为取决于电子线的能量（E）、限光筒大小（CS）、射野大小（内挡块等效尺寸）（FS）、放射源到体表距离（SSD）等因素的修正因子。

（2）非均匀介质

当电子线入射路径上存在非均匀介质时，组织密度变化可能对靶区及附近正常组织剂量产生较大影响。当非均匀介质相对于入射野较小时，软组织中的骨骼两侧会出现热点，骨骼远端则会出现冷点；软组织中的气腔两侧会出现冷点，气腔远端则会出现热点。临床应用中当非均匀介质存在时，建议尽可能采用基于 CT 图像的笔形束算法或蒙特卡洛算法在计划设计软件中来更准确地进行剂量计算。

（3）非准直入射

当电子线以倾斜角度入射时，旁向电子线的散射对于剂量分布将产生较大影响。相对于准直入射，倾斜入射时电子线最大剂点更靠近体表，电子线的治疗深度变浅，射程深度处剂量却有所增加。电子线与入射面的倾斜角度越大，能量越高，射野越小，这一影响则越显著。

（4）组织补偿技术

当电子线的入射表面不平整时，为避免剂量热点和冷点的出现，可在不平整表面填充补偿材料来形成平整表面，从而产生更加均匀的剂量分布。当皮肤表面剂量需要增强时，可根据电子线的能量和所需要达到的表面剂量，选择适当厚度的组织补偿胶，使其紧密贴合于皮肤表面，成为剂量建成区的补充。当射野内靶区的厚度存在差异，或因非均匀介质的存在而造成靶区深度的差异，可通过使用组织补偿材料来调节射野内不同区域的电子线射程。组织补偿材料的模型可基于CT或超声波图像在电脑软件中计算获得，通过三维打印技术来生产制作。在进行剂量计算时，组织补偿材料的厚度须计入组织深度，以得到准确的电子线治疗跳数。

（5）电子野的交接

当两个电子野交接时，接野方式一般采用皮肤表面共线衔接或保留间隙的方式。为使接野区域的靶区获得较为均匀的剂量分布，避免或减轻剂量热点和冷点，除应尽量保持相接野互相平行外，可采用接野处变换位置的方式来实现。而具体位置变换的频率和幅度需视所采用电子线的能量、剂量交叠区域的大小，以及交接野的入射角度等因素而定。

4.电子线外照射的临床应用

（1）电子线在乳腺癌中的应用

1）改良根治术后胸壁照射：具有高危因素的乳腺癌患者在根治或改良根治术后仍需要胸壁照射已成共识，但并无公认和统一的照射技术和方法。胸壁照射时，电子线胸壁照射技术较为常用。照射时，胸壁表面需要覆盖组织补偿物照射20~30 Gy，以提高皮肤表面剂量。如果有乳腺皮肤受侵，应提高覆盖组织补偿物时的照射剂量。电子线的能量通常选择6MeV，组织补偿物厚度0.5 cm。同时照射胸壁和同侧锁骨上淋巴引流区时，当胸壁使用电子线照射时，照射野衔接处共线；同时，锁骨上野应采用半野照射技术衔接。

使用电子线进行左侧胸壁照射时，机架角度位于20°~40°，剂量分布较为合理。对于右侧胸壁的电子线照射，机架角度应该位于320°~340°。乳腺癌患者的解剖有很大的个体差异，对于胸壁特别薄的患者，电子线在肺组织内穿透深，在电子线能量已经用到最小的情况下，可能需要调整胸壁组织补偿物的厚度或垫与不垫组织补偿物之间的治疗次数比例以更好地保护肺。第1~3

肋间的内乳血管周围是乳腺癌的内乳淋巴结转移的常见部位，可以根据深度选择合适能量的电子线，通常选取9~15MeV电子线与胸壁进行照射野衔接，进行照射。

2）保乳术后瘤床加量：保乳术后放疗中，为了降低高复发风险区域的复发概率，会对瘤床实施10~20 Gy的局部加量照射，可以使用电子线进行局部加量。通常，根据手术瘢痕，模拟机/CT或B超所示瘤床手术改变和周围放置的金属标记来确定照射范围和照射深度，能量大多选择在9~12MeV。对于手术瘤床放置金属标记的患者，包全手术瘢痕和金属标记外放1~1.5 cm；未放置金属标记的患者，直接在患者体表上勾画出照射范围，通常为手术瘢痕外放2 cm。

CT定位时，根据瘤床PTV设计照射野，选择合适的能量和入射角度，进行三维计划设计。治疗前根据治疗计划把电子线照射野范围标记在患者皮肤上。瘤床位置较深的患者不适合使用电子线进行补量。

（2）电子线在MALT中的应用

定位时，使用面罩仰卧固定，眼眶照射部位进行开口。通常根据照射深度需要，使用12~18MeV电子线进行照射。治疗时，使用5 mm左右宽的晶体挡铅，放置在挡铅平面的透明薄膜上，患者睁眼向挡铅看，用于保护晶体。Borger等报道使用9 mm直径，2 cm厚的铅块来对晶体进行遮挡。这种方式需要对患者的头部及眼眶部位实施非常好的固定，以保证对晶体的有效保护。

（3）全身皮肤电子线照射

全身皮肤电子线照射是治疗原发于皮肤、淋巴网状系统肿瘤（如皮肤蕈样霉菌病、Sezany综合征及皮肤B细胞淋巴瘤等）十分有效治疗方法。临床常用延长治疗距离，利用电子线扩散和散射特性，以获得足够大照射野，这项技术称之为双机架角多野技术。

这一方法由美国斯坦福大学医学院首先采用。该技术的基本要点如下：治疗距离为3m，机架角度沿水平方向上下转动20°左右，以获得在沿患者纵轴方向足够大的均匀照射野。机架转动的角度可以通过在假人模体上进行测量，保证足够覆盖治疗区域的照射范围，同时兼顾两个射野衔接处的剂量均匀性，从而对角度进行微调。

患者站立位，前方应放置散射屏，以提高患者表面剂量。每一机架角度分别接受2个前野和4个斜野的照射，每野间隔60°。全身一共12个照射野。4天为一周期，每天采用3个照射野照射。具体实施时，有些放疗中心会稍有改进。比如将每一机架角度分为4个或8个照射野，照射野间隔为90°或40°，目的是减少照射时间或提高剂量均匀性。患者体表处电子线平均能量约为2.3MeV，合成照射野的几何尺寸为60 cm×200 cm，均匀性为±5%，X射线污染<1%。患者全身各个部位实际接受剂量差异<±11%。

治疗过程中，需要对病人的手指甲，脚趾甲，以及眼睛进行保护，通常通过覆盖适当厚度的铅块来实现。

5.局限性和副作用

随着容积旋转调强治疗（VMAT）等光子技术的发展，光子治疗也能够提供类似于，甚至优于电子线的浅层剂量分布，同时提供较低的深层正常组织剂量。此外，质子射线具有与电子线相似的在远端快速衰减的特性，且衰减速度较电子线更快，旁向半影区更小，能够达到更好的正常组织保护。虽然电子线的应用由于其他新技术的出现而有逐渐减少的趋势，它仍然是简单、有效、低成本的浅表肿瘤的重要治疗方式。

（二）电子线术中照射

电子束术中放疗（intro-operative electron beam radiation therapy，IOERT）是指手术中对可见肿瘤、瘤床区或易复发转移部位，在直视下进行15~20 Gy的单次大剂量电子束照射。和低能X射线术中放疗、外照射放疗和粒子植入放疗，形成了目前以外照射放疗为主，术中放疗和粒子植入放疗为辅，多种放疗形式发挥各自优势、互补并存的临床应用局面。IOERT技术因具备适应证广、治疗疗程短、正常组织损伤小、辐射防护更容易、能提高治疗增益比等理论优势，成为最具发展潜力的放射治疗技术之一。

1.电子束术中放疗简史

术中放疗始于低能X射线治疗，但由于X射线能量低、穿透力差，以及照射野小等问题，致使治疗效果有待提升。1973年，阿部光幸使用Betatron电子感应加速器产生的20MeV电子束开展术中放疗，保证肿瘤能够得到足够的剂量，标志着IOERT技术的开端。

在IOERT技术发展初期，使用常规外照射加速器在放疗机房中进行，这种治疗增加了术中放疗患者感染的风险和术中放疗开展的难度。2006年，专用移动式术中放疗设备上市后，可直接在常规的手术室治疗患者，由于这些专用设备具备体积小、重量轻、可多方移动、带有自屏蔽系统等优点，极大地方便了术中放疗的应用。

2.电子束术中放疗的原理和适应证

术中可以在手术条件下将部分临近靶区的重要器官推离射野，降低其受照剂量，从而降低其损伤率。电子束是肿瘤术中放疗中使用到的主要射线源，其最重要的剂量学特点是射程有限，可以有效地保护靶区后方的正常组织。因此，IOERT可以通过手术中推离周围危及器官和控制电子束能量的方式，在提高肿瘤剂量的同时，更好地保护正常组织，进而提高治疗增益比。

术中放疗适用于不能切除的肿瘤和肿瘤切除后容易局部复发部位的放射治疗，可以作为综合治疗的一部分或单纯术中放疗，弥补外科手术的局限性。电子束治疗深度达3.7 cm，可用于头颈部、腹盆部、乳腺、肉瘤等肿瘤的术中放疗。目前，应用术中放疗较多的肿瘤有胰腺癌术后和不能手术者、软组织肉瘤、胃癌保脾根治术后、头颈部肿瘤放疗后复发、早期肝癌术后、早期乳腺癌保乳术后、直肠癌术后放化疗后复发和复发性妇科肿瘤等，治疗效果佳。以乳腺癌为例，乳腺癌保乳术后联合局部术中放疗，其近期疗效和美容效果好、不良反应小、并发症少见。欧洲、美国指南推荐使用IOERT完成部分乳房加速照射。

3.电子束术中放疗的基本流程

以限光筒实施IOERT的基本流程如下。

（1）外科医生和放疗科医生根据患者手术和病理检查结果，结合肉眼观察、手触摸等方式确定肿瘤残留大小、肿瘤部位及肿瘤附近的正常组织和器官范围，依据经验推断靶区剂量。

（2）根据靶区深度，确定射线束能量。如果需要提高表面剂量或降低深部剂量，限光筒末端还需加装不同厚度的补偿片；根据靶区的位置和大小，选用合适直径和末端倾角的限光筒。

（3）将靶区周边正常组织和器官推至照射野外，对准靶区插入限光筒；如果限光筒带倾角，需要调整倾角位置，使限光筒末端与靶区对准、贴合。对于无法移出野外的重要器官，还需使用铅皮遮挡。

（4）插入限光筒后，观察限光筒相对于肿瘤及周围正常组织和器官的相对位置关系，如果限光筒大小或末端倾角不合适，需要将之前放入的限光筒移出，并返回步骤2；如果限光筒大小、末端倾角合适，则进行步骤5。

（5）通过确定的射线束能量、限光筒及其末端倾角大小、处方等治疗参数，放疗物理师通过查百分深度剂量表、射野输出因子表，计算机器跳数。

（6）移动加速器或治疗床，并使用其对位引导系统对准加速器和限光筒；由于该过程需要改变手术室内仪器设备的相对位置关系，此时需要在麻醉医生、外科医生、护士和放疗物理师的共同参与下，密切观察各个设备连线，紧密配合完成加速器或手术床的移动，完成加速器和限光筒的对准；如果能通过对准系统完成加速器和限光筒的对准，则进行步骤7；如果无法对准，则可能是由于患者相对于治疗床的位置关系不当，床的基座阻挡了加速器和床的相对移动。此时，需要移出限光筒、调整患者相对于床的位置、重新插入限光筒，并对准加速器和限光筒。

（7）设置治疗参数，操作加速器完成照射。

4.术中电子直线加速器及其施照器

电子直线加速器、低能X射线机和放射性核素机（高剂量率后装放疗和术中粒子植入放疗）可用于开展术中放疗，此处将介绍术中电子直线加速器及其施照器。

（1）术中电子直线加速器简介

Siemens ME是用于术中放疗的传统固定式电子直线加速器，相较于传统外照射加速器它的机架旋转角度范围较小，因此减少了辐射防护的需求。由于该加速器机架旋转角度范围有限，无法满足术中放疗照射的需求而常用于外照射，在术中放疗中很少使用。2006年上市的专用移动式术中放疗设备，可直接在常规的手术室治疗患者，而不用将其转运至放疗机房，相较于固定式放疗加速器，降低了转运患者而引入的感染风险。Mobetron，Novac和LIAC加速器是三大可移动式电子直线加速器，流行于北美、南美、欧洲和亚洲。与传统外照射加速器相比，此类设备配备有射线阻挡器，可以衰减射线束。

（2）施照器

术中放疗加速器产生的电子束先由一个固定的锥形初级准直器准直，最终的准直/调制通过一组不同直径的圆柱形、矩形/囊状施照器实现。临床应用中，常将末端开放的常规圆柱形或矩形施照器称为限光筒。囊状施照器结构较复杂，兼具准直和调制电子束的作用。施照器与加速器通过硬链接或激光软连接两种方式进行对位。

1）限光筒端面

根据限光筒端面的特征，可分为直端面限光筒和斜端面限光筒。同样直径大小的斜端面限光筒较直端面限光筒的照射野大，但是必须注意，此类限光筒的剂量分布是不对称的，以一定的角度延伸到超出限光筒尖端的组织中，穿透深度更小。

2）囊状施照器

囊状施照器能够将高能电子束呈平面的剂量分布转换为囊状非平面剂量分布，可以根据术中放疗术后瘤床形状设计任意形状的施照器。半球囊状施照器，外形呈半球状，能够配合电子直线加速器中电子束产生半球面剂量分布，适用于脑瘤的术中放疗。此外，囊状施照器还被设计为球囊状和鼓形，分别用以适形中央型乳腺癌和贴近胸壁乳腺癌术后瘤床照射。

十一、内照射——后装治疗

（一）后装治疗概述

后装的基本原理是用手动或遥控的传动方式将一个或多个密封放射源从储源器到预先定好位置的施源器之间进行传送来进行治疗。后装治疗具有近源处剂量高、源周边剂量跌落迅速的特点，能在给予肿瘤高剂量照射的同时有效地减少肿瘤周围危及器官的剂量。另外，由于放射源位于肿瘤之内或附近，所以能减小解剖改变和摆位偏差对剂量的影响，这些优点使得后装治疗在肿瘤的放射治疗中有不可替代的作用。根据治疗时后装放射源剂量率的大小，ICRU89号报告将后装分为高剂量率后装（剂量率>12 Gy/h）、中剂量率后装（剂量率1–12 Gy/h）、低剂量率后装（<1 Gy/h）三类。由于高剂量率后装治疗具有治疗时间短、易于防护等优点，当前绝大多数后装治疗均是应用高剂量率后装治疗。根据施源器放置位置方式的不同，后装治疗可以分为腔内后装、组织间插植后装以及两者的联合后装。

（二）适应证

后装近距离放疗可作为单一治疗手段或联合外照射用于多部位肿瘤的治疗，适用于多种临床状况下的肿瘤：①原发肿瘤的初始治疗，如宫颈癌、前列腺癌等；②有手术禁忌、手术困难或术后复发无法再次手术者；③手术或EBRT治疗后肿瘤残留者；④EBRT、化疗失败及其他疗法难以控制的原发肿瘤。适应证广泛，包括但不限于下表所列：

表2　后装适应证

	癌种	单纯后装治疗	外照射后局部推量
头颈部肿瘤	唇癌	直径＜5 cm、T1-3N0；术后近切缘或阳性切缘、周围神经受累	①局部大肿瘤；②外照射结束后小肿瘤残留；③对于不适合手术且需要进行淋巴引流区照射的T1-2N0肿瘤；④可能需要切除重要功能或外观区域的局部晚期T3-4和/或N+肿瘤；⑤受限于邻近危及器官而不能予高照射剂量的肿瘤；⑥切缘阳性或包膜外侵犯的瘤床区补量
	颊黏膜癌	直径＜4 cm、厚度＜1.5 cm、位于颊黏膜前2/3、边界清晰且未侵犯牙龈和颌间连合、T1-2N0	
	舌癌	直径＜4 cm、T1-2N0；术后近切缘或阳性切缘且无淋巴结转移	
	口底癌	直径＜4 cm、距离颌骨＞5 mm、T1-2N0；术后近切缘或阳性切缘且无淋巴结转移	
	口咽癌	外生性肿瘤，直径≤1 cm的扁桃体、软腭和悬雍垂肿瘤；先前照射区域复发或新发肿瘤	
	鼻咽	局限于鼻咽腔、边界清楚的表浅的复发病灶	
妇科肿瘤	宫颈癌	ⅠA期或直径＜1 cm的ⅠB1期宫颈癌的手术替代治疗手段；宫颈癌放疗后局部复发的挽救治疗；局部病灶出血的止血治疗	①根治性放疗；②术后辅助治疗的阴道残端/瘤床区推量；③妇科肿瘤术后复发的放射治疗
	子宫内膜癌	中危和高危子宫内膜癌的术后阴道残端放疗；放疗后局部复发的挽救治疗	

	癌种	单纯后装治疗	外照射后局部推量
妇科肿瘤	阴道癌	Ⅰ期、位置表浅、浸润深度≤5 mm且宽度≤2 cm的阴道癌;放疗后局部复发的挽救治疗;局部病灶出血的止血治疗	①根治性放疗;②术后辅助治疗的阴道残端/瘤床区推量;③妇科肿瘤术后复发的放射治疗
	外阴癌	肿瘤直径<2 cm;术后浸润深度>5 mm或切缘阳性或切缘<8 mm	
泌尿肿瘤	前列腺癌	前列腺癌局部复发的挽救性治疗	所有N0M0的前列腺癌的根治性放疗
	膀胱癌		单个病灶且直径≤5 cm的T2-3膀胱癌
	阴茎癌	直径<4 cm的T1-2N0M0的早期阴茎癌	
	女性尿道癌	直径≤4 cm、无膀胱侵犯、无淋巴结转移的女性远端尿道癌	女性尿道癌的根治性放疗
消化道肿瘤	直肠癌	晚期直肠癌的姑息性放疗	晚期肿瘤的姑息放疗;不适合手术患者残留肿瘤的推量
	肛管癌		放化疗后局部残留病灶的局部推量
	食管癌	不适宜手术的早期食管癌(T1 aN0M0和T1 b-sm1N0M0,G1-2、无血管淋巴浸润);晚期食管癌的姑息放疗	食管癌的根治性放疗或姑息放疗均可考虑后装治疗局部推量

癌种		单纯后装治疗	外照射后局部推量
消化道肿瘤	胆管癌	不可手术的小肿瘤的根治性放疗；所有可以插管的胆管恶性狭窄的姑息治疗	不可手术的局部晚期胆道癌的根治性放疗；术后辅助治疗
	肝癌	手术或其他消融手段不可行的肝原发肿瘤或转移性肿瘤	
	乳腺癌	保乳术后的部分乳照射（符合ASTRO低危人群标准）	保乳术后全乳照射后的局部瘤床推量
	支气管肺癌	气管内或支气管内肿瘤的姑息放疗；早期气管内或支气管内肿瘤的根治性放疗	外照射后气管内或支气管内的局限性残留灶的推量
	皮肤癌	面部皮肤癌（T1-2N0M0）；术后近切缘或切缘阳性或神经侵犯的皮肤癌	局部晚期皮肤癌（大体积的T2-T3或N+）外放疗后的局部原发灶推量
	软组织肉瘤	有术后放疗适应证，肿瘤直径＜10 cm，R0切除，	有术后放疗适应证，存在皮肤侵犯、R1切缘、后装治疗靶区范围覆盖不佳、肿瘤直径>10 cm等任一因素
	转移肿瘤	寡转移灶的高剂量放疗	

（三）操作流程

据统计，采用后装治疗的病人超过80%是宫颈癌患者，因此，本指南具体举例说明时，将以宫颈癌患者的后装治疗流程为例，其他部位后装治疗流程的质量控制可参照执行。

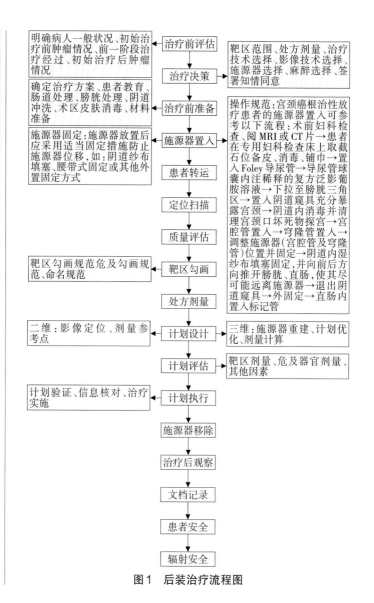

图1　后装治疗流程图

（四）局限性和副作用

1.局限性

后装的局限性主要表现为：①与外放疗相比，后装近距离放疗常并发一些操作相关的副作用；②照射剂量因施源器位置和施源器重建受人为因素影响较大；③近距离放疗临床应用仅限于肿瘤边界清楚、靶区相对较小的患者，不适合淋巴引流区的预防照射。

2.副作用

后装近距离放疗的副作用与近距离放疗类型、放疗剂量、治疗部位、周围器官和组织、既往照射剂量以及患者个体等多种因素有关，总体上发生率较低。侵入操作相关的副作用表现为疼痛、感染、出血、血栓等。照射体积剂量相关的副作用后者与外放疗类似，常见的晚期并发症表现为组织器官的纤维化、组织水肿、慢性炎症、溃疡、坏死、窦道或瘘管，具体表现取决于近距离放疗的部位和邻近的器官组织，对患者生活质量的影响也主要取决于发生的部位和严重程度。

十二、内照射——放射性粒子植入

放射性粒子植入是一种将密封微型放射源植入到肿瘤内进行近距离放疗技术。

（一）粒子植入常用放射性核素及物理学特点

目前粒子植入常用放射性核素有 ^{125}I、^{103}Pd 和 ^{131}Cs。与早期使用的 ^{198}Au 相比，^{125}I、^{103}Pd 和 ^{131}Cs 半衰期较长，应用方便，能量较低，易于防护。对于 ^{125}I 粒子，8 cm 厚的组织会使其强度衰减 10 倍。

（二）粒子植入治疗的生物学特点

与外照射中常用高能 X 或 γ 射线相比，粒子植入用的放射性核素发射的是平均能量几十千电子伏低能射线，具高线性能量传递（LET）、高相对生物效能（RBE）和低氧增强比（OER）特性。

（三）粒子植入的历史

1909 年，法国巴黎镭放射生物实验室利用导管，将带有包壳镭植入前列腺病灶，治疗前列腺癌。美国纽约 Memorial Sloan-Kettering 癌症中心 1917 年也进行前列腺癌粒子植入治疗，20 世纪 60 年代初尝试经耻骨后组织间粒子植入治疗前列腺癌。1983 年，Holm 等提出用经直肠超声图像引导植入粒子，通过穿刺针和与超声探头固定在一起模板将粒子植入前列腺。

我国许多机构和专家在粒子植入技术完善、创新和临床探索方面做了大量卓有成效工作。除用于治疗早期局限性前列腺癌，也尝试用于治疗乳腺癌、肺癌、胰腺癌等多种肿瘤，对食管、胆道等空腔脏器肿瘤还出现了支架装载粒子进行治疗的探索。影像引导术除超声外，CT和MR图像也有应用，且出现了用于多个部位肿瘤引导穿刺的共面模板和非共面模板，以及3D打印模板。

（四）粒子植入治疗适应证

目前，在欧美等国粒子植入是早期局限性前列腺癌标准治疗手段之一。国际上粒子植入也用于眼脉络膜黑色素瘤治疗、乳腺癌术后放疗、早期肺癌术中瘤床照射等。我国粒子植入治疗应用较多，主要包括前列腺癌、头颈瘤、肺癌、肝癌、胰腺癌、软组织瘤等。主要用于无法接受手术、外照射放疗、化疗、靶向治疗、介入治疗等，或接受这些治疗后肿瘤未控、复发或转移而无法再次接受这些治疗者，也有与这些治疗结合用于病变晚期姑息治疗。

（五）粒子植入技术流程

作为近距离放疗术，粒子植入流程与外照射放疗、高剂量率后装治疗类似，不同的是剂量验证在粒子植入后进行。基本步骤包括模拟定位、术前计划、植入粒子和剂量验证。

（1）模拟定位：按患者影像，勾画靶区和危及器官。

（2）术前计划：物理师根据处方要求，制定术前治疗计划，订购粒子。

（3）植入粒子：利用图像（模板）引导植入粒子，并做术中计划实时优化。

（4）剂量验证：植入后剂量验证，对患者剂量进行评估。

不同机构技术流程有差异，比如有单位仅依据术前计划植入粒子，不做术中计划；有的不做术前计划，依据术中计划植入粒子。不同部位肿瘤粒子植入，不同机构具体流程和使用的影像设备（超声/CT/MR）也有所不同，但基本原则和实施步骤是一致的。

（六）粒子植入的辐射防护

目前我国粒子植入辐射防护要求详见CACA指南《粒子治疗》，该要求对粒籽源贮存、各类人员与工作场所防护做出了明确规定。

十三、内照射——放射性药物

（一）放射性药物定义

放射性药物指含有放射性核素供医学诊断和治疗用

的一类特殊药物。放射性药物、核医学仪器和工作场所是核医学的必备条件。

（二）放射性药物特性

1.具有放射性

放射性药物中放射性核素发出的粒子或射线是医学诊断和治疗的应用基础，与普通药物的药理作用基础明显不同，需归属核医学科管理。在制备、运输、贮存和使用过程中应严格执行国家制订的《放射性药品管理办法》等有关法规。

2.在体内效应取决于被标志物特性

放射性药物在体内生理、生化特性取决于被标志物固有特性，可被相应靶器官选择性摄取和浓聚。放射性核素化学量极微，不足以产生药理学效应。放射性核素发出射线起示踪作用，或是利用射线生物效应达到治疗作用。

3.脱标及辐射自分解

放射性药物在贮存过程中，标记放射性核素会脱离被标志物，致使放射化学纯度及比活度改变。另外，某些被标志物对射线作用较敏感，在射线作用下可发生化学结构变化或生物活性丧失，导致放射性药物在体内生物学行为改变，这种现象称作辐射自分解。因此，若放射性药物运输或储存较久，应进行放射性核素纯度和放射化学纯度鉴定，符合要求才能使用。

4.计量单位和化学量

放射性药物以放射性活度为计量单位，而不是采用化学量。

5.具有特定的有效使用期

由于放射性药物中放射性核素会自发进行放射性衰变，药物量（放射性活度）会随时间增加而不断减少，其内在质量也可能改变。因此，大多数放射性药物有效期较短，不能长期贮存，在每次使用时均需根据特定核素物理半衰期做衰减校正，重新计算使用剂量。

（三）放射性药物分类

1.按用途

可分为体外用和体内用放射性药物两大类。体外用放射性药物即体外分析用放射性试剂或示踪剂，如放射免疫分析试剂、呼气试验用放射性试剂等；体内用放射性药物根据其应用于不同组织系统进一步分类。

2.按作用

可分为诊断用和治疗用放射性药物。诊断用放射性药物通过一定途径引入体内获得靶器官或组织的影像或功能参数，从而对疾病进行诊断。治疗用放射性药物利用半衰期长的发射β粒子、α粒子、俄歇电子或内转换电子的放射性核素及其标记化合物高度选择性浓集在病变组织而产生电离辐射生物效应，从而抑制或破坏病变组织，起到治疗作用。

3.按放射性核素半衰期

可分为长半衰期和短半衰期放射性药物。

4.按辐射类型

可分为单光子发射、正电子发射、β粒子发射放射性药物等。

5.按放射性核素来源

分为加速器生产的放射性药物、反应堆生产的放射性药物等。

6.按药物性状或剂型

可分为注射液、注射用悬浮液、口服液、气体、气溶胶等。

（四）放射性核素来源

目前，医用放射性核素来源主要有：核反应堆、医用回旋加速器和放射性核素发生器。

（五）放射性药物制备

常用方法为：同位素交换法、化学合成法、生物合成法及金属络合法。

（六）放射性药物的质控

质量检验是依据一定标准对一定对象进行检验，并判断其是否符标准规定的过程。质量检验包含如下要素：①质量检验的对象：成品、中间产品、原辅料（包括包装材料）、环境条件及仪器设施性能等；②质量检验依据的标准：国家标准、行业标准、企业标准等。质量标准包含：项目、方法（经过方法学验证）和判断标准；③质量检验过程：与检验人员、取样条件、检验用仪器设备、操作规程和环境条件等有关；④数据处理和结果判断。

从检验项目来分，放射性药品质量检验一般包括3个方面：

（1）物理检验：性状、可见异物、不溶性微粒、颗粒细度测定法、核素鉴别、核纯度测定、放射性活（浓）度、放射性比活度等。

（2）化学（放射化学）检验：pH值测定、放射化学纯度测定、化学形式鉴别、化学含量测定、有毒有害化学杂质检查等。

（3）生物检验：细菌内毒素试验、无菌检查、生物分布试验、生物活性测定试验等。

（七）放射性药物使用原则

1.正确使用总原则

（1）在决定是否给病人使用放射性药物进行诊断或治疗时，首先要做出正当性判断，即权衡预期的好处与辐射引起的危害，得出进行这项检查或治疗是否值得的结论。

（2）医用内照射剂量必须低于国家有关法规的规定。

（3）若有几种同类放射性药物可供诊断检查用，选择所致辐射吸收剂量最小者；对于治疗用放射性药物，选择病灶辐射吸收剂量最大而全身及紧要器官辐射吸收剂量较小者。

（4）诊断检查时尽量采用先进的测量和显像设备，以便获得更多的信息，提高诊断水平，同时尽可能降低使用的放射性。

（5）采用必要的保护（如封闭某些器官）和促排措施，以尽量减少不必要的照射。

（6）对恶性疾病患者可以适当放宽限制。

（7）对小儿、孕妇、哺乳妇女、育龄妇女应用放射性药物要从严考虑。

2.小儿应用原则

由于儿童对辐射较为敏感，所以一般情况下，放射性检查不作为首选方法。

小儿所用放射性活度必须低于成年人。一般根据年龄、体重或体表面积按成年人剂量折算，可按年龄组粗算用药量，即1岁以内用成人用量的20%~30%、1-3岁用30%~50%、3-6岁用40%~70%、6-15岁用60%~90%。

3.妊娠及哺乳期妇女应用原则

原则上妊娠期妇女应禁用放射性药物。育龄妇女需要进行放射性检查时，要将检查时间安排在妊娠可能性不大的月经开始后的10天内进行，即世界卫生组织提出的"十日法则"。哺乳期妇女应慎用放射性药物。必要时可根据放射性药物的有效半衰期，在用药后5~10个有效半衰期内停止哺乳。

（八）不良反应

放射性药物化学量很少，鲜有重度不良反应报告。

虽然实际发生率很少，但是仍有可能存在。放射性药物的不良反应主要分为四类：

1. 变态反应

少数致敏患者对某种药物的特殊反应，致敏原可能是药物本身或药物在体内代谢物或药物制剂中的杂质。根据程度不同可分为：轻度，如荨麻疹、痒疹或其他轻度不适等，无须治疗或仅需对症治疗；中度，如眩晕、乏力、面色苍白及呼吸急促，应立即进行治疗，但无生命危险；重度，如休克、心脏骤停等，需紧急抢救，个别可因抢救无效而死亡。

2. 热原反应

带有热原的放射性药物引入人体后产生的异常反应。热原可引起发冷、发热、颤抖、头痛，严重者可致死。

3. 药物毒性反应

药物毒性反应由药物本身引起，随着药物剂量的增加而加强，不同药物引起的毒性反应各不相同，主要表现为面红、唇麻、胸闷及呼吸、循环、消化和血液系统的毒性症状。

4. 此外尚有极少数不良反应为原因不明。

（九）不良反应的预防及处理

（1）应用放射性药物时如发现患者出现不良反应，应立即停药，取平卧位，测量血压、脉搏，了解全身情况，根据病情轻重妥善处理，轻者可自行缓解或仅需对症处理，中度者立即给予相应治疗，休克者立即注入肾上腺素及吸氧。以变态反应样症状为主者，给予血管加压剂、抗组胺药物及激素类。

（2）从事临床核医学的工作人员应有高度的工作责任心，应熟悉和掌握有关放射性核素的基本知识并严格遵守放射性药品的登记、保管、使用制度，严格进行放射性药物的鉴定及质量控制，发现问题，立即采取相应措施。

（3）操作人员要严格遵照无菌操作技术进行放射性药物的制备。

（4）详细询问病史，尤其应注意过敏史，严格掌握适应证，排除潜在的危险因素。

（5）注入放射性药物时，不可回抽血液与药物混合。

（6）室内常规配备急救物品，用药后应观察数分钟。

（7）特殊病例应进行必要的预防用药。

（十）放射性药体内定位机制

引入体内的放射性药物只有定位于特定的组织或器官，才能进行疾病的诊断与治疗。

1.特异性摄取

某些放射性药物进入机体后，依赖于特异性转运载体可被特定组织或器官所摄取，从而实现对该组织或器官的显像、功能测定或治疗。

2.特异性结合

放射性药物可通过与组织细胞中特定的结合位点发生特异性结合反应而定位于这些组织细胞中。这些特定结合位点可以是核酸（如 DNA 或 RNA），也可是蛋白质（如受体、抗原决定簇，以及酶或转运蛋白的特异性结合位点），例如：反义显像、受体显像、放射免疫显像。

3.代谢性滞留

某些放射性药物经过不同的机制进入特定的组织细胞后，在相关酶的作用下发生化学结构的改变而滞留于细胞内。

4.引流和生物分布区

引入体内的放射性药物，可通过其特殊的引流或生物分布区来进行相应组织器官的显像。

5.物理或化学吸附

放射性药物可通过化学或物理吸附作用定位于特定组织中。

6.微血管栓塞

静脉注射大于毛细血管直径的放射性颗粒或微球。

7.细胞吞噬作用

经静脉注射进入体内的放射性胶体，可被肝、脾、骨髓等器官内丰富的单核巨噬细胞所吞噬，故可进行上述器官的显像。

8.排泄清除

放射性标记的特定结构化合物引入体内经一定途径排泄清除，从而使排泄系统显影。

9.简单扩散

引入体内的放射性药物可依赖浓度梯度经简单扩散进入或离开某些组织器官，从而可对其进行显像或功能测定。

第二章

影像引导技术

一、1D引导-膀胱容积监测仪

(一) 膀胱容积监测仪概述

膀胱充盈程度不同，不仅会造成自身形状和位置不同，还会影响周围组织位置，继发引起靶区剂量不足或正常组织辐射过量等问题。为了实现可重复膀胱容积，目前临床常要求患者在定位前和每分次治疗前排空膀胱后喝一定量水。然而，因个人、天气等多种因素影响，临床发现分次治疗与定位之间膀胱容量有较大差异。因此，需要一种更客观方法评估膀胱容积，超声膀胱容积监测仪可很好解决这个问题。

(二) 适应证

基于超声膀胱扫描术具以下特点：不受膀胱占位病变影响，可有效识别膀胱壁；可便捷、无创、即时检测膀胱容积，无须超声专业医师操作；扫描范围广（如0~999 ml），准确度高（如>100 mL时±7.5%）。该技术适应性好，可用于多个情况，比如：

（1）盆腔放疗前，有尿道感染而无法接受导尿管处理者。

（2）盆腔放疗中，监测膀胱容量，保证盆腔精确放疗。

（3）盆腔放疗后，泌尿系统功能评估，如膀胱功能评估、尿控管理、残余尿量等。

（三）膀胱容积监测仪的操作流程

（1）监测仪准备：安装膀胱容积监测仪，设定相关参数，选定扫描模式。

（2）患者准备：将患者数据输入系统，患者穿舒适衣服取仰卧位，放松腹部肌肉，腹部涂抹足量的耦合剂。

（3）探头上涂抹适量耦合剂，在患者耻骨上方2~3cm处进行预扫描。注：确保探头按钮或标识朝人体头部方向，探头适度倾斜。

（4）在超声模式下，预扫描和扫描时，图像中心一般会有指示线，此时需要移动探头使图像居中，使膀胱截面面积最大。

（5）扫描结束后，主页面有投影显示，当扫描中心和参考中心偏离不大时，扫描结果有效，在屏幕中读取数值，选择打印、存储或将信息通过条形码输入到电子医疗记录系统中。

（四）膀胱容积监测仪应用于临床的操作流程

（1）定位前：要求患者排空膀胱后立即饮水（如

300 ml），根据尿流率公式，预测患者膀胱容积达到200~300 ml的时间。当时间到达，利用膀胱容积监测仪测量患者的膀胱容积，如果膀胱容积在200~300 ml范围内，立即执行CT定位扫描；如果<200 ml，则每间隔10分钟重复测量，一直到200~300 ml范围内。尿流率公式如下：

$$v_{tot} = 2.587(\pm 0.633) - 0.040(\pm 0.004)P_{age} + 0.007(\pm 0.002)P_{wat}$$

式中：v_{tot}为平均尿流率，P_{age}为患者年龄，P_{wat}为饮水量。

说明：

1）200~300 ml的膀胱容积范围是基于课题研究得出的建议性范围，此范围内膀胱容积在每分次治疗时与定位时更具一致性，并且患者胀尿感更为舒适。

2）针对盆腔中不同的瘤种，膀胱容积最佳范围可根据临床具体要求确定。如前列腺癌和膀胱癌等泌尿系统肿瘤，有研究建议了200~400 ml的膀胱容积范围，该范围在膀胱容积监测仪的辅助下，个性化膀胱胀尿容积更容易实现放疗期间膀胱容积的一致性。

3）上述建议仅针对成人患者，儿童患者视情况而定。

4）分次治疗前：要求患者排空膀胱后立即饮入与定位时同量的水，与定位时同样的间隔时间后测量膀胱容积，直至与定位时的膀胱容积在±15%的偏差内。注：考虑到膀胱容积在治疗过程中有进程性充盈，建议治疗前的膀胱容积略低于定位时的容积偏差为佳。

（五）局限性和副作用

现有膀胱容积监测仪有多种，分体式（如分主机和探头两部分）监测仪从使用角度考虑，在放疗应用中局限性略大。便捷式膀胱容积监测仪具有易携带、操作方便等特点，可在放疗治疗中发挥较好作用。膀胱容积监测仪不适用于盆腔部位有开放性伤口或对耦合剂过敏的患者。另外，对于<4岁的儿童患者，测量结果有待进一步优化。

基于超声波的膀胱容积测量属于非侵入式测量，一般无风险或不良反应，不足之处是可能增加病人治疗的准备时间。

二、2D引导

（一）2D影像引导技术概述

在放疗逐渐朝精准方向发展过程中，患者治疗时摆位误差是临床重点考虑的要素，也促成了放疗中用于校正患者摆位影像引导技术的发展。影像引导技术经历了从2D影像到4D影像发展过程，其中2D影像引导技术是指采用胶片（radiochromic film）、MV-电子射野影像装置（electronic portal imaging device，EPID）或KV-电子射野影像装置，是本节的介绍重点。

20世纪70年代起，临床开始使用胶片在射野出束方向获取图像，并用于对患者摆位进行矫正，结果证实可有效减小治疗间误差。不过，临床流程中胶片的应用存在耗时耗力缺点，同时作为非数字化工具，也难以快速、准确获得患者的量化摆位误差，因此在患者摆位矫正应用中逐渐减少。电子射野影像装置进行图像引导的方法一般具有数字化处理、简单便捷、分辨率良好等特点，现已取代胶片成为国内、国际临床2D影像引导技术的主流方式。

根据系统特点，EPID大致分为光学系统和非光学系统两类。光学系统的EPID发展较早，最早可追溯到20世纪50年代，基本原理是通过X射线探测器如荧光屏搜集患者出射射线并转换成光信号后，再将其通过镜子或光纤传输至闪烁探测器摄像系统。基于光学系统EPID

技术在提出后三四十年得到持续发展，并在80年代逐渐广泛用于临床，如美国GE公司的Target View。光学系统EPID优势在于，患者出束射线收集范围广和设备成本较为合理，但其主要缺点在于系统中光信号搜集效率较低，引起图像质量降低，此外光学系统装置体积较大，对患者摆位有一定影响，且在临床使用时可能与机架发生碰撞。基于非光学系统的EPID在20世纪80年代早期开始被提出，并在80年代末进入临床使用。第一种代表性技术是扫描矩阵电离室系统，包含液体电离室矩阵、控制单元及系统软件，控制单元用于控制图像采集与生成的模数转换过程，系统软件则负责对图像进行存储、显示和确认摆位误差。这种系统集成度较高、图像几何失真度低，但成像速度稍慢且射线利用率不高。另一种技术则是目前在临床已大规模使用的矩阵平板探测器系统。这种系统使用了光电二极管如非晶硅材料（amorphous silicon，a-Si）或光电导元件如非晶硒材料（amorphous selenium，a-Se）的半导体矩阵作为探测器主要材料。这类探测器具有体积小、成像射野大、速度快及分辨率高等特点，被当今主流加速器厂商所采用，如Varian公司的aS1000/IDU20、aS1200/DMI系统和

Elekta公司的iViewGT系统。

（二）2D影像引导技术原理

基于EPID的2D影像引导技术的成像原理是，当治疗用X射线穿过患者后，由EPID探测器获取一幅2D射野影像，传送到软件系统中，与计划系统中传送来的参考数字重建影像（digital reconstructed radiography，DRR）进行配准，来修正患者的位置偏差。根据技术原理不同，目前商用的EPID探测器主要有2种。

1.基于耦合的CCD相机荧光屏探测器

荧光屏探测器主要由闪烁体、反光镜和电荷耦合器件（charge coupled device，CCD）相机组成。闪烁体是将高分辨率闪烁屏（如钆的硫氧化物）覆盖在金属板上，可将穿过患者X射线转换成荧光图像。荧光信号经45°反光镜反射到CCD相机上，CCD相机再将接收到荧光信号转变成电信号，并进一步数字化显示成可视图像。这种探测器可放置在治疗床上或附属托架上，常用于独立影像系统。

2.基于非晶硅的图像探测器

非晶硅（aSi）探测器主要由一块金属板（MV-EPID常为厚度1 mm的铜，KV-EPID常为厚度2 mm的铝）、一层磷增感屏或闪烁体（厚度约为0.5 mm掺杂铽的二氧硫化二钆）和非晶硅发光二极管矩阵组成。穿过患者的光子束入射探测器时，与铜板（或铝板）发生相互作用，主要发生康普顿效应（或光电效应），产生散射电子（或逸出电子），电子漂移到闪烁体并沉积能量。闪烁体将一部分沉积的能量以闪烁光子的形式释放，这些可见光随后被非晶硅发光二极管矩阵探测到。每个光电二极管耦合连接一个薄膜晶体管（thin film transistor，TFT），当光电二极管放电时，TFT导通。每个耦合的"光电二极管–晶体管"即形成矩阵的一个像素，最后形成数字化图像。数字图像的采集是不连续的，根据使用需求，最终图像可以用以下方式获得：经典或积分模式，即累加多个单元帧图像然后以此归一；连续模式或电影模式，照射期间实时采集多个图像，用户可以调节每个单元帧图像的参数。这种探测器为平板，常被固定于加速器上，可横向平移、纵向平移和回缩，可采集MV级图像，也可以采集KV级图像。

（三）适应证和禁忌证

2D图像引导技术通过单曝光或双曝光方式采集MV图像和KV图像，可用于头颈部、胸腹部多种实体瘤的放疗前位置修正、放疗中位置确认。MV图像的骨和空气对比度都较低，软组织显像不清晰，且成像剂量更高，因此，临床上更推荐使用KV图像。2D影像引导技术常借助骨性标记（如肋骨、棘突）、相对固定结构（如主动脉弓）或植入标记进行。文献报道，2D MV和KV图像在头颈、胸腹、盆腔非运动肿瘤放疗中的摆位误差与CBCT差异较小，且耗时更短。但在食管癌、胸腺瘤和运动型肿瘤（肺癌、肝癌）放疗中，CBCT影像清晰度、配准区域、配准方式均优于2D图像，发现摆位误差的能力更强。胸腹部肿瘤患者特别是使用容积旋转调强和立体定向放疗等复杂放疗技术的患者建议选择3D和4D CBCT影像引导放疗，在没有3D和4D图像引导的情况下，2D图像也可用于常规分割的运动肿瘤的患者摆位评估，和确认治疗中患者位置是否改变。

（四）操作流程

不同研究所、用户、成像系统和校正方式之间可能存在差异，导致临床工作流程存在差别。下面将探讨两种主要方式：在线校正和离线校正。

图像引导临床工作流程一般包括3个主要阶段：①初步摆位后的成像；②校正后的成像；③治疗过程中和

（或）治疗后的成像。依据各个应用的不同，②和③部分的成像可能不会全都用在临床流程中。离线校正流程表明，室内获取图像与参考图像之间的定位偏差可以在治疗前或治疗后分析，但是不进行校正，如果需要校正的话，结果可以应用于下一次治疗。除成像之外，上述校正过程也包括比较、判断，可用人工或自动的方式将参考影像和室内获取图像进行比较。

利用X射线成像进行在线校正的临床流程涉及的步骤可包括但不限于以下内容：

（1）首先在医师指导下获取患者在治疗位置时的治疗计划CT影像，利用CT图像和相关轮廓生成2D或3D参考数据集。

（2）将参考数据集和计划数据传输至治疗执行的工作站。

（3）治疗实施前利用激光灯对患者进行摆位。

（4）如在治疗中有其他特殊技术（如呼吸管理）要求，需设定特殊技术信号采集。

（5）进行2D或3D成像，将获取图像与参考数据集进行配准，以确定肿瘤靶区位置。

（6）医师和放疗技师对两个数据集进行融合和配

准。可利用计算机算法进行自动配准，也可人工手动配准或借助特殊标记等方法。

（7）获取配准结果后，将位置参数通过网络传输至治疗床，利用治疗床的移动将肿瘤送至目标位置。

（8）检查每日获取的影像，也可与之前获取的图像进行比较，并记录靶区和危及器官的形态变化情况。

（9）配准信息和融合图像可以存储在数据库中，或打印出来由医师签字后保存。

（五）局限性

基于兆伏级EPID的2D成像系统，图像质量不如低能X射线好，组织分辨能力低；获取图像所需的射线剂量较高，图像质量依赖于硬件和算法。

基于低能kV射线的2D影像系统，不能用于观察治疗射野；不能观察组织结构上的变化；获取图像所需剂量较低，但难以量化，且不能将其"整合"到治疗计划中综合考虑。

三、3D引导-KVCT、3D-KVCBCT

（一）KVCT

1.适应证

基于KVCT影像引导放疗的适应证与常规放疗相同，

包括但不限于以下癌种：

单纯根治的肿瘤：鼻咽癌、早期喉癌、早期口腔癌、鼻旁窦癌、早期恶性淋巴瘤、髓母细胞瘤、基底细胞癌、肺癌、精原细胞瘤、食管癌等。

与化疗合并治疗肿瘤：小细胞肺癌、中晚期恶性淋巴瘤等。

与手术综合治疗：上颌窦、耳鼻喉癌、胶质神经细胞瘤、肺癌、胸腺瘤、胃肠道癌、软组织肉瘤等。有计划性地术前放疗、术中放疗、术后放疗。

姑息性放疗：骨转移灶的止痛放疗、脑转移放疗、晚期肿瘤的姑息减症治疗。

颅内肿瘤：特别是位于重要解剖结构，形态不规则不适合外科手术或手术难切除的肿瘤。

头颈部肿瘤：包括术后、常规放疗后残留或复发的肿瘤，如鼻咽癌、颅底肿瘤。

脊柱（髓）肿瘤。

胸部肿瘤：如纵隔肿瘤、肺癌、胸壁肿瘤。

消化、泌尿、生殖系统肿瘤：如肝癌、胰腺癌、前列腺癌；全身各部位转移癌。

相比于其他三维影像引导方式（CBCT，MVCT，

MRI等），KVCT引导具有密度分辨率高、断面解剖关系清楚、扫描范围（FOV）大、运动伪影少、检查速度快、安全廉价等优点，且可得到与密度精确对应的CT值，便于后续定量分析。因此特别适于软组织对比度要求较高的治疗部位，例如头颈和腹部肿瘤等。诊断级的治疗图像可直接用于剂量计算，便于后续开展自适应放疗。

不仅在传统的光子放疗领域，基于KVCT的影像引导在质子和重离子治疗中也有广泛的应用，其优势在于CT值能够准确地反映粒子的射程，而完整扫描范围则有利于准确计算粒子路径上的剂量分布。

2.基于KVCT的影像引导放疗技术的操作流程

KVCT引导放疗需将患者在CT端和加速器端之间进行切换，在操作流程上会比同中心的IGRT系统复杂。

（1）CT-on-rails系统图像引导流程

不同假设，CT-on-rails系统图像引导流程分为两种，一种是Common Isocenter法，另一种是Daily Isocenter法。

Common Isocenter法：假设加速器等中心与CT图像坐标位置关系确定（映射为一固定坐标），依靠床值读数修正摆位误差。具体步骤为首先在CT端对患者进行摆位并扫描，将新的CT图像与计划CT配准，二者之间的偏差通过已知的等中心坐标转为移床值进行移床，最后旋转治疗床至加速器治疗位并实施治疗。

Daily Isocenter法：假设加速器等中心和CT图像中心的关系并不固定，每天可能发生变化。具体步骤为首先在CT端对患者进行摆位，在患者正面和侧面的皮肤文身贴上铅点标记以及标尺，然后执行扫描；查看CT数据并确定铅点中心（即为治疗等中心的坐标）；将新的CT图像与计划CT配准，记录配准后相对于铅点中心的偏差；最后旋转治疗床至加速器端，移动治疗床使激光对准配准后的标尺位置并实施治疗。

第一种方法完全依赖于系统本身的机械完好性，然而其摆位准确度可能会受到床的沉降、旋转角度误差以及患者在床旋转过程中的移动等因素的影响，尽管每种因素的误差并不大。第二种方法利用铅点来确定CT引导图像上的等中心坐标，摆位需要的时间更长，其准确度主要由激光的精度决定。总的来说，将各种误差因素综合考虑之后，两种方法在各个方向上都可达到小于1 mm的摆位精度，其中后者的摆位精度比前者略高，各方向的误差会小0.1~0.2mm。

（2）uRT-linac 506 c一体机的操作流程

uRT-linac 506 c一体机支持基于EPID的二维正交片引导和三维MV-CBCT引导，以及基于机载CT机的三维KVCT引导。得益于近十年来放疗设备在硬件控制和软件算法上的进步，其KVCT引导流程更加方便快捷。首先将患者按照体表文身进行摆位并确认，点击"进入CT位"，治疗床和机架将自动把患者送入CT孔径；点击"开始扫描"，扫描完成后点击"退出CT位"，治疗床将自动退回到摆位床值，与此同时完成CT图像的重建；新的CT图像（坐标经过软件修正）将自动与计划图像配准，移床值经过确认后发送给治疗床，完成移床后实施治疗。整个IGRT过程耗时1到2分钟。

3.局限性不足以及解决方案

尽管基于KVCT的影像引导放疗在成像质量和操作流程上有一定的优势，但是仍然有以下方面的局限性需要考虑。

（1）剂量安全

与目前主流的KV-CBCT引导和最新的MRI引导方式相比，KVCT的成像剂量不够低。为达到诊断级的成像要求，依据扫描部位的不同，KVCT的成像剂量为

10~50 mGy，大约比 KV-CBCT 高了一个数量级。针对影像引导的目的而言，诊断级成像并不是必需的，因此可采用低剂量或超低剂量扫描协议，降低球管电压和电流，剂量将降低至原来的五分之一乃至十分之一。尽管低剂量 KVCT 的噪声会不可避免地增多，但可以通过机器学习的方法减少噪声，同样能够达到诊断级的成像效果，不影响后续勾画和剂量计算准确性。

（2）孔径限制

在实施影像引导时，CT 机的孔径大小可能会限制部分患者的体位。例如西门子 CTVision 系统采用的 SOMATON OPEN CT 机具有 82 cm 的大孔径，与常规的 CT 模拟定位机接近，适合绝大多数患者。而 uRT-linac 506 c 一体机的 CT 孔径是 70 cm，部分采用手臂托架的患者（例如乳腺和肺部肿瘤）可能难以进入孔径。为了适合更多患者，KVCT 引导系统需要使用更大孔径的 CT 机。对于 uRT-linac 506 c 而言，由于 CT 机架与加速器机架完全相连，因此需要对加速器机架做一些改造来集成更大孔径的 CT 机。

（3）占地空间

目前的 KVCT 引导放疗系统由两个独立的机架以及一

个活动范围较大的治疗床组成，因此对空间大小的要求较高，在一定程度上限制了其推广应用。未来的KVCT系统需要做到在机械上更加集成化，在结构上有所创新，将CT机与加速器更紧密地整合在一起，从而缩小占地空间。

（二）3D-KVCBCT

1.适应证

kVCBCT系统的射线利用效率高，具有在治疗位置进行X线透视、摄片和容积成像的多重功能，对摆位校正、自适应放疗具有重要价值。目前在临床中主要应用于测量修正摆位误差、观察疗程中形态变化。

测量和修正摆位误差

测量和修正摆位误差是kVCBCT应用最早、最成熟方式。患者在治疗前采集kVCBCT图像，与定位CT图像进行比对，若误差大于则给予矫正摆位，校正合格后进行治疗。学界也基于kVCBCT对头颈瘤、胸腹肿瘤等开展摆位误差的统计学分析，为临床摆位误差纠正方式与应用频次提供参考。与传统EPID或者OBI相比，三维图像在空间的配准比二维图像精确，图像信息更丰富。

观察疗程中解剖形态的变化

疗程中解剖形态的变化包括治疗分次间的靶区位移

和变形以及同一分次中靶区的运动。前者可在治疗前采集kVCBCT图像，并与计划CT或前次kVCBCT进行配准得到；后者可在治疗前及治疗后各做一次kVCBCT扫描，对比两次图像得到。

2.kVCBCT的局限及解决方案——iCBCT

kVCBCT因直接使用二维面状探测器进行三维锥形束扫描，其软组织分辨率与传统CT扫描相比有明显不足，图像噪声影响较大，均一性较差。

以新一代的Halcyon为例，其增加了一种新的迭代重建算法，使用该算法重建出的图像称为iCBCT（iterativeCBCT）图像。iCBCT重建算法同时引入了AcurosCTS和统计重建（Statistical Reconstruction）两种算法，提高了图像的质量。其图像同标准模式kVCBCT图像相比主要优点为噪声减少、均匀性提高、高对比度噪声比和伪影减少等，应用到临床上最大特点为提高了软组织的分辨率。

Halcyon iCBCT模式和标准模式CBCT图像使用相同的采集投影，因此iCBCT的应用并不会增加图像的采集时间。在图像重建上，为提高图像质量iCBCT的重建算法借助AcurosCTS算法模拟粒子的散射输运过程，虽然该算法需要巨大的计算量，但借助于系统配备图像重建专用GPU加速技术，其所需的重建时间大幅降低，与Halcyon的标准CBCT模式相差无几。

四、MRI

MR引导放疗（MRgRT）最终目标是利用MR优越的软组织对比度，以在线方式自适应地修改治疗计划。早在2004年，RaaijMaker等就公布了将6 MV直线加速器（LINAC）与MR系统集成的可行性研究结果。在Elekta公司和飞利浦医疗系统公司的合作下，该团队设计了一种围绕1.5T磁共振系统的机架旋转的6 MV直线加速器。他们在2007年的工作还确定，组织–空气界面剂量的增加是由于电子回转效应，即磁场中的电子将因洛伦兹力的影响以环形模式移动会导致额外的剂量沉积。尽管对剂量沉积有这些影响，但研究小组得出结论，这些影响可通过传统三维适形治疗计划系统来修正。第一个这样的系统于2007年在荷兰乌得勒支的大学医学中心开始建设，并于2009年投入临床应用。

（一）当前MR引导的放疗系统

现有MR加速器可分为两大类：0.35T磁共振成像系统与钴^{60}源或直线加速器结合（Viewray）；1.5T磁共振

成像系统与医用直线加速器结合（Elekta Unity）。

1.ViewRay

ViewRay 是第一家在美国推出商用 MRI 引导放射治疗系统的公司，其 ViewRay MRIdian 于 2012 年获得 FDA 的批准。ViewRay 磁共振引导系统具有 0.35 T 的场强，27 cm 的最大射野，MRI 扫描野 50 cm，可实现实时 MRI 影像追踪功能。其主要分为两个系统：

（1）MRIdian ^{60}Co 系统：MRIdian ^{60}Co 系统是 ViewRay 公司生产并投入临床使用的磁共振引导放疗系统。该系统由 0.35T MRI 扫描系统和 3 个间隔 120° 的 ^{60}Co 放射源复合而成，源轴距为 105 cm，剂量率可达 550 cGy/min。

（2）MRIdian Linac 系统：MRIdian Linac 系统包括 0.345T 的双圈宽孔超导磁体和 6 MV FFF 直线加速器，剂量率为 600 cGy/min，源轴距为 90 cm。该系统配备了 69 对双层双聚焦 MLC（上层 34 对，下层 35 对），等中心处投影宽度 0.415 cm，最大射野为 27.4 cm×24.1 cm，最小射野为 0.2 cm×0.4 cm。

2.Elekta Unity 的技术

1999 年荷兰 Utrecht 大学的 Lagendijk 教授提出了用

磁共振影像进行放疗实时定位的构想。Elekta 公司与 Utrecht 大学、Philips 公司展开合作，经过十几年的不懈努力，克服了无数工程上的重大挑战，推出 Unity 这台有独到临床价值的磁共振放疗系统。Elekta Unity 的设计要求是将电子直线加速器与磁共振扫描集为一体，可同时使用而不发生相互干扰，并且磁共振影像需具备适用于放疗图像引导的几何保真和诊断影像质量。Unity 加速器安装在滑环机架上，磁共振的超导磁体嵌在滑环孔中。定制设计的磁体主磁场线圈在中间分离，创建了一个射束通道。梯度线圈和射频发射线圈也经过重新设计，铜绕组避开了射束通道。磁共振的射频屏蔽笼包括一个 U 型的墙面和磁体的内表面，将加速器隔在屏蔽笼外。特殊设计的束缚磁场抵消了加速器附近的磁场，加上金属磁屏蔽壳的作用使加速器在零磁场下工作。加速器与磁共振有各自独立的机械、电气系统和控制软件。

（1）Unity 采用高速滑环技术

将拥有 7FFF 能量的数字化加速器系统平衡的安装在滑环的外侧，可随滑环一起连续旋转，每分钟可高达 6 圈；滑环内镶嵌 1.5T 磁共振成像系统，因此，等中心距靶的距离延长至 143.5 cm。Unity 的治疗头不可旋转，

x方向配有铅门，y方向配有80对多叶光栅（Muti-leaf collimator，MLC）。等中心位置MLC的宽度为7.15 mm，最大射野面积为57 cm（x）×22 cm（y）。由于磁共振加速器本身特点，并没有配备光野、激光灯和光距尺装置，测量工具在摆位时主要依靠拍摄电子射野（Electronic Portal Image Device，EPID）影像的方式来验证摆位的准确性。

（2）Monaco计划系统

Monaco计划系统为Unity建立了射束模型，在剂量计算中考虑磁体、接收线圈及治疗床对射束的衰减。计划系统具备在线自动勾画肿瘤及正常器官以及在线优化治疗计划的功能，按照不同的临床需求提供定制化的计划优化流程，保证治疗过程中各个环节的安全和质量。计划系统使用蒙特卡罗模拟法计算剂量，模拟粒子束流在患者体内剂量递送的过程，能够精确地计算磁场中的剂量分布，并且具备在线计划需要的计算速度。

（3）临床流程

Unity的临床流程分为离线和在线两个部分。离线部分流程与当前使用常规加速器治疗的准备过程基本相同，主要步骤包括患者体位固定、获取模拟治疗的CT

定位影像和创建治疗计划。使用研究产品在治疗前准备过程中创建的治疗计划叫作参考计划，目的是设定了一个符合处方要求的计划模板。在线流程是每个治疗分次必须完成的。这个过程有3个步骤，依顺序为"扫描"—"计划"—"治疗"。第一步完成患者摆位和三维磁共振定位影像的扫描；第二步在Monaco计划系统上完成磁共振定位影像与模拟定位影像的配准，根据在线影像确定治疗靶区和危及器官的位置，在参考计划的基础上制定当次治疗的自适应计划，根据治疗靶区和危及器官的变化情况，可选择进行"按位置修正"或"按形状修正"两种自适应方式；第三步是在磁共振放射治疗系统上执行自适应计划，治疗中可以用磁共振影像来监控肿瘤的位置和运动，确保治疗中靶病灶没有发生偏移。

Elekta Unity首次将高场1.5T磁共振成像、精准放射治疗和自适应工作流程系统结合在一起。这开启了高场磁共振影像实时引导放疗的新时代，使得个性化在线自适应治疗成为现实。高场强磁场下引导放疗，对于提高治疗精度具有较高的潜力，但是磁共振与常规加速器的结合增加了整体系统的复杂性，对传统的物理数据采集及剂量QA都带来了新的挑战，给加速器质控带来的各种技术上的挑战。

（二）生物标志物与MR影像

高软组织对比度是MR影像的优势。例如，高对比度的MRI将能够在无须MR对比剂的情况下勾勒出肝脏内病变轮廓。此外，它还能提高许多疾病部位轮廓勾画的准确性，包括前列腺、脑、鼻咽部等以及臂丛和唾液腺等关键结构。除形态成像，MRI还具提供功能成像能力。癌细胞增殖率越高，细胞密度越高，就减少了细胞外空间，进而减少了水分子流动性，导致癌组织与正常组织相比，表观扩散系数降低。因此，较低表观扩散系数可用于肿瘤检测以及治疗反应和预测。类似，扩散张量成像已被证明比仅用T1加权图像更好地描绘了难以治疗的高级别胶质瘤。动态对比增强MRI已被证明在评估放疗的晚期心脏毒性方面是有用的。MRI在近距离放疗插入和植入后评估中经常有用。MR作为一种机载成像方式，具有图像引导的固有优势（高对比度，功能信息，更好的肿瘤和正常组织分辨）。MRI在显示臂丛、脊髓、肝内病变和脑等方面特别有用。此外，它不增加辐射剂量；一些临床部位可在治疗方向上成像；超快技术可减少运动诱导模糊，用于低分割次数治疗环境中的成像。应当注意，诸如快速序列的发展潜在提供了足够空间分辨率以用于实时图像引导。磁共振波谱成像（MRS）能诊断与瘤细胞增殖相关的高代谢活动区，这对放疗计划特别有用，因为它可更好描绘人体肿瘤体积。MRS还可通过每日肿瘤成像帮助进行图像指导，促进同时进行剂量提升。

（三）MR引导放疗的流程

MRgRT系统独特特点是集成了在线自适应放疗系统（ART）。由于较差的软组织图像质量，当前IGRT技术精确度有限，且常应用较大PTV外扩来解决这一点。在前列腺癌中，精囊和淋巴结运动可能独立于前列腺发生，如发生冲突，前列腺被优先考虑，可能会错过其他目标。有趣的是，一项研究表明，当原始计划覆盖在每日CBCT上时，由于投送剂量与计划剂量不同，大约三分之一分次将从重新计划中受益。在一些肿瘤类型中，如脑，尚无证据表明传统IGRT不如MRgRT，因为分次内运动可忽略不计，因此，使用基于X射线的定位可能就足够了。MRgRT提供了生物靶向适应性剂量传递的新可能性，目前正在进行测试。在线ART根据治疗当天解剖结构的变化修改治疗。将考虑到放疗期间分次内运动、靶器官变化及危险器官的不同形状和大小。靶点本身可能在治疗过程中缩小（例如宫颈癌），或靶点可能在低分割治疗期间变形或肿胀。随着每日自适应重新勾画和重新计划，对刚性固定和有创跟踪方法（如基准标记）的需要变得多余。这可缩短患者工作流程并改善患者体验。

上面强调的在线ART潜在好处可能会在少分次治疗中变得更加相关。少分次可能成为某些肿瘤类型的标准治疗方法，并已被证明对治疗一些较常见肿瘤部位有效，如前列腺癌、肺癌和乳腺。随着分割次数减少，每个分割放疗精确度变得更加重要。MRIgRT可能在这方面发挥作用。与标准机器相比，MR直线加速器的容量有限，而且治疗时间更长。因此，根据进一步研究，需优先考虑从适应性放疗中获益最多的患者和肿瘤类型。

（四）运动肿瘤的监控

应用对象主要集中在肝癌、肺癌等周期性运动的肿瘤。定位扫描方法：①CT定位扫描：患者取仰卧位，真空袋固定，双手交叉置于头顶。CT常规增强轴位扫描，扫描范围颈部到中腹部，层厚3 mm，无层间隔，上述扫描均为自由呼吸状态下获得。同时所有患者均利用

Varian 实时位置采集系统（real-Time position management，RPM）进行扫描 4D-CT 影像。②MR 定位扫描：患者完成 CT 定位扫描，按照相同体位固定方案进行 MR 磁共振定位扫描。采取仰卧位，双臂交叉置于头顶，安放并固定体部线圈，以头足位进入主磁场。上述影像传入 Monaco 计划系统进行靶区和危及器官的勾画。靶区勾画：选取 50% 相位 CT 影像作为参考相位，4D-CT 影像各个相位均与参考相位影像进行配准。利用 Monaco 计划系统自带的基于互信息的配准算法进行配准，采用的配准方案为基于骨性结构的刚性配准。为了避免研究者之间的干扰，所有相位影像的 GTV 均由同一位医师进行勾画。同时为了保证图像对比度的一致性，所有影像均采用相同的窗宽窗位。GTV 的体积通过将 10 个相位勾画的 GTV 进行融合重建，应用 GTV10 进行表示。GTVMR 代表在 MR 影像上勾画的 GTV 的靶区。治疗计划建议应用计算网格为 0.3 mm，计算不确定度为 1%。为了减少磁场的干扰，增加对穿野的数量。物理质控：治疗计划计算网格为 2 mm，利用磁共振兼容的 Arccheck 进行 3D 剂量验证，Gamma 通过率标准设置为 3%/3 mm，阈值为 10%，绝对剂量通过率要求达到 95% 以上。定期按照飞利浦磁共振影像流程每周进行MRI影像的物理质控。另外通过独立的剂量计算系统进行在线剂量验证，该剂量计算系统可作为在线Monaco计划系统计算得到的剂量分布的二次核查。治疗流程：患者治疗前进行磁共振影像的扫描，扫描序列根据前期模拟定位进行摸索确定，可很好的进行肿瘤的显示。为了简化治疗流程和提高治疗效率，均采用自适应位置的治疗模式（adapt to position，ATP），通过在线MRI影像与计划CT进行配准获得对应区域的平均电子密度进行剂量计算，由物理师和临床医师共同决定配准的结果是否符合临床应用的标准。基于上述配准后的MR影像进行计划优化，记录计划优化时间，并由临床医师决定计划是否符合临床需要。若符合临床需要，利用在线二次剂量计算工具，进行计划的在线物理质控。治疗过程中通过实时的MR动态序列影像观察肿瘤是否脱靶，并在可能的情况下进行治疗干预。

（五）分次间变化大的肿瘤监控

主要针对腹部、盆腔分次间肿瘤及危及器官变化的器官。定位扫描方法：①CT定位扫描：患者取仰卧位，真空袋固定，双手交叉置于头顶。CT常规增强轴位扫描，扫描范围颈部到中腹部，层厚 3 mm，无层间隔，上述扫描均为自由呼吸状态下获得。同时所有患者均利用 Varian 实时位置采集系统 RPM 进行扫描 4D-CT 影像；②MR 定位扫描：患者完成 CT 定位扫描，按照相同体位固定方案进行 MR 磁共振定位扫描。采取仰卧位，双臂交叉置于头顶，安放并固定体部线圈，以头足位进入主磁场。上述影像传入计划系统进行靶区和危及器官的勾画。靶区勾画应参考 MRI 扫描后的结果，并利用 4D-CT 的扫描作为靶区外扩的依据。计划优化采用 0.3 mm 的计算网格，每次的优化的不确定度定义为 1%。治疗流程：患者治疗前进行磁共振影像的扫描，扫描序列根据前期模拟定位进行摸索确定，可很好地进行肺部肿瘤的显示。结合磁共振加速器模拟定位确定的图像重新修订靶区。在线计划采用自适应勾画的方式，重新勾画危及器官和靶区。通过在线 MRI 影像与计划 CT 进行配准获得对应区域的平均电子密度进行剂量计算，由物理师和临床医师共同决定配准的结果是否符合临床应用的标准。基于上述配准后的 MR 影像，靶区由医师确定，靶区周围 5 cm 以内的危及器官由医师负责勾画，其余危及器官由物理师确定。进行计划优化，并由临床医师决定计划是否符合临床需要。若符合临床需要，利用在线二次剂量计算工具，进行计划的在线物理质控。治疗过程中通过实时的MR动态序列影像观察肿瘤是否脱靶，并在可能的情况下进行治疗干预。

（六）MR引导放疗面临的挑战

与传统类型的IGRT平台相比，MRgRT具有一系列优势，但它也有一些必须解决的局限性。对于每个治疗部位，仍需确定应用于该器官成像的最佳序列。此外，这些序列也应该是高效且及时的。Paulson等人最近的一项工作提供了关于完全共识协议的信息，该协议基于对特定部位MRI模拟的一系列问卷的反馈。对于脑磁共振模拟定位成像，本文建议立体定向治疗的几何失真<1 mm，非立体定向脑治疗的几何失真<2 mm。作者们建议使用脂肪抑制的增强后T1加权序列来识别肿瘤区域，并且应该使用T2加权快速自旋回波序列来识别水肿区。对于使用3 mm层厚和<1 mm平面内空间分辨率的轴向多层2D T2Turbo自旋回波图像，以勾勒精囊和前列腺体的轮廓，达成了共识。除了仍需开展工作以确定模拟定位扫描序列选择之外，MRgRT还有其他问题，如磁场对二次电子的影响。如前所述，磁场的存在可能会对二次电

子造成影响，单元剂量计算算法中的稳健算法必须考虑到这些影响。磁场有可能在材料界面造成剂量和热点的弯曲。这需要TPS考虑并减少电子返回效应。此外，MRI采集的时间长度大大超过了RT治疗的时间，因此可能导致MRI数据因运动产生的伪影。必须执行质量保证（QA）以确保核磁共振数据的几何精度，并且MR图像缺乏RT剂量计算所需的电子密度信息。美国物理学家协会在TG142报告中列出了成像和治疗等中心之间重合的每日偏差，其对于非立体定向治疗为≤2 mm，对于立体定向治疗为≤1 mm。同时，植入患者体内的金属装置可能会导致磁共振图像中的伪影，例如信号丢失、强烈的信号累积区域和植入附近区域的失真，即使它们是非磁性的。磁共振图像是根据主要来自质子的射频信号重建的，并且缺乏电子密度信息。然而，MRI可用于估计电子密度。或者，可将MRI与CT配准，以用于治疗计划目的。磁共振成像也可以被分割成小的分区，可以提供电子密度估计。MRI制造商正在研究RT应用程序，它将为MR-RT控制台提供这些估计。最后，必须制造QA设备，以彻底测试磁场对辐射束的影响。目前的质量保证设备需要与MR兼容，并且需要使用于治疗期间传输剂量检测的在线工具适合于这些设备。

五、体表光学

（一）3D体表光学

目前在放疗中调强技术应用广泛，对靶区位置准确性要求较高。靶区位置常受患者摆位、呼吸运动、胃肠蠕动、治疗中体位改变等因素影响，图像引导放疗技术（image-guided radiation therapy，IGRT）可解决上述问题。作为IGRT中常规技术，锥形束计算机断层扫描（CBCT）可获取患者解剖信息，重建容积影像与定位CT进行配准，纠正靶区位置。但由于额外剂量、耗时长、无法动态连续监测等缺点，应用频率受到限制。近年新兴体表光学图像引导技术（surface guided radiotherapy，SGRT）具零辐射、实时快速监测、驱动呼吸门控等优势，逐渐广泛用于临床。

（二）配准算法

SGRT系统普遍采用的配准算法是ICP算法，该算法在实际与参考各自表面的点云中的最接近点之间建立了对应关系。当配准结果未满足理想精度要求时，通过ICP算法不断迭代降低误差，通过点与点之间配准来进行旋转和平移，从而接近理想精度。

（三）适应证

以前的定位系统大多用于特定的临床需求，如基于红外线的SRS头部追踪、基于超声的前列腺定位或呼吸运动管理等，SGRT系统因其足够的空间和时间精度而得到广泛应用。

（四）引导放疗摆位和运动监测

在放疗中，SGRT系统多结合CBCT/kV-kV等影像引导技术进行摆位，或结合呼吸门控进行运动监控。SGRT系统临床通用性允许其对大多数肿瘤部位如头颈、胸腹、盆腔、四肢等进行摆位引导和运动监测，相应部位应尽量暴露使系统直接对皮肤表面成像。SGRT系统最初主要用于刚性浅表部位，随着临床经验丰富，逐渐用于弹性浅表部位。近年来，系统内置算法不断优化和版本升级，在深部肿瘤中的应用也逐渐增多。

1.在刚性浅表部位中的具体应用

对颅内，适于脑转移患者、各种良性颅内疾病（如三叉神经痛、颅骨良性肿瘤）患者、需实现亚毫米级精准定位的颅内SRS患者、无牙颌患者及开放式面罩患者等。

对头颈，适于鼻咽癌（NPC）患者、腮腺肿瘤患者、有幽闭恐惧症的患者等。

对四肢，适于四肢肿瘤（如肉瘤）患者。

2.在弹性浅表部位中的具体应用

（1）对于乳腺，可适用于乳腺癌全乳放疗患者、乳腺局部加量放疗（APBI）患者、乳房切除术后胸壁患者或需进一步实时评估乳房形状及位置的患者等。

（2）对于胸腹壁，可适用于需在深吸气屏气（DIBH）期间监测胸壁位置的患者、在治疗过程中连续定位的患者、应用呼吸门控进行胸腹部表面多维跟踪的患者等。

3.在深部肿瘤中的具体应用

（1）对于胸腹部，可适用于纵隔淋巴瘤、胃癌、肺癌、肝癌等患者。

（2）对于盆腔，可适用于前列腺癌、宫颈癌等患者。

（五）安全提示

SGRT系统在提高治疗质量、保障患者安全和减少错误方面也发挥了作用，适用于患者的手掌或面部识别，同时还可用于安全提示，如预测碰撞，避免硬件碰撞、患者碰撞等。

（六）操作流程

1.Catalyst HD 系统操作流程

（1）导入患者：治疗前导入患者计划，包括 RTplan 和 RTstructure。

（2）日检：进入系统晨检模式，按激光摆好日检模体，偏差要求<1 mm。

（3）摆位前参数设置：调节增益和积分时间参数获取最佳图像质量。

（4）引导患者摆位及实时监测：首次摆位时 CBCT 校准后捕获参考影像；非首次时根据投影颜色调整患者位置，摆位完成后进入治疗模块开始监控。

2.AlignRT 系统操作流程

（1）导入患者：Record 模式下导入患者的 RT 文件。

（2）日检：进入系统晨检模式，按激光摆好验证板（SSD=100 cm），确保 3 个摄像头均能捕获验证板的等中心位置，偏差要求<0.3 mm。

（3）引导患者摆位及实时监测：首次摆位时 CBCT 校准后捕获参考影像，手动勾画 ROI；非首次时根据显示屏偏差调整患者位置，摆位完成后进入治疗模块开始监控。

（七）局限性

SGRT系统作为放疗领域新兴的图像引导技术，目前仍存在一定的局限性，以下主要从设备、患者和环境3个方面展开说明。

1.设备局限性

（1）硬件系统限制

有限的视野（FOV）：临床治疗中未考虑治疗机头或用于图像引导的成像面板对光学摄像机遮挡的影响，导致放射治疗过程中选定的FOV大部分表面不可见，而在跟踪区域存在信息丢失时SGRT系统并没有相应的报警装置、禁止出束关联装置来提醒放射治疗师。解决措施：临床治疗中可通过选择室内摄像机的替代位置来移动FOV的中心解决，或采用多个摄像机，使患者始终可见。

（2）相机数量和位置的限制

对于某些特殊体位或治疗任务的患者无法完成。

（3）软件性能限制

系统参数（如Catalyst HD系统的增益和积分时间）和算法（刚性或弹性）的设置会影响配准精度。解决措施：采用弹性配准，根据患者体表情况及时调节参数，仍无法准确监测的患者部位谨慎使用；此外需对现有光学设备功能改进和团队专业培训。

2.患者局限性

较深的肤色影响准确性，甚至不易成像。解决措施：调整参数以尽量达到最佳图像扫描质量，必要时对相机光圈进行物理调整，对于肤色偏黑的患者或治疗后期色素沉着较多的患者谨慎使用。

较深的肿瘤影响准确性。解决措施：与IGRT结合使用和团队专业培训。

体表被覆盖影响准确性。解决措施：体表避免被无关物品覆盖；对于治疗所需的覆盖物如补偿膜，可3D打印塑形、表面涂层等。

3.室内环境局限性

室内光线和色温影响表面图像质量。解决措施：定期验证系统热漂移情况和稳定性能，在稳定条件下进一步验证准确性。

六、超声

千伏级CT和CBCT成像为图像引导放疗（IGRT）提供了高质量图像，但图像与参考图像的配准多基于骨性标志或植入标志物。在需将软组织结构进行可视化情况下，超声成像（US）被认为是一种更有优势的图像引导放疗术。

（一）超声成像在计划设计中的应用

1.超声辅助靶区勾画

目前，超声成像主要应用于前列腺癌、宫颈癌和乳腺癌的放疗靶区勾画，也有应用于肝、肾、胰腺和头颈部患者淋巴结等其他部位的少数情况。男性体内的前列腺位于膀胱的下方，当膀胱充满时，由于其低回声特性，在超声成像时形成了一个很容易识别的膀胱-前列腺界面，因此超声成像对前列腺的放疗靶区勾画效果很好。此外，精囊在超声成像中可以被较好的识别出，特别是进行经直肠或经会阴进行成像时。大量文献报道了关于前列腺的自动或半自动化分割方法，这些分割方法大体可以分为几种不同的类别：基于轮廓和形状的方法；基于区域的方法；基于监督和非监督的分类方法以及混合方法。即使可以实现对目标区域的3D分割，但是大多数分割算法都是基于2D图像建立的，或者进一步利用了邻近2D图像的信息进行算法训练。随着3D超声成像系统的建立，更复杂的分割算法被开发出来。此外，作为对目标区域进行识别的一种信息来源，超声功能成像也越来越受关注，如造影增强超声可用于检测前列腺内的病理性血管生成情况。此外，其他癌症的生物标志物也可以用超声成像的技术进行监测，进而这些信息可以用来分割放疗靶区勾画中的生物靶区。

超声成像在妇科肿瘤勾画的应用方面，如子宫内膜癌或宫颈癌，由于盆腔内危机器官数量多且结构复杂，在治疗过程中靶区和危机器官容易产生明显的移动和形变，因此靶区的勾画通常是一项复杂的工作。此外，超声图像通常不能显示整个感兴趣区域，但如果膀胱是充盈的情况，子宫，宫颈和阴道亦可以正确地显示出来。

2.超声图像与其他多模态图像的配准

将超声图像与其他模态的图像进行配准，可用于制定放疗计划时辅助靶区及危机器官勾画。现有的被文献报道的超声图像配准方法可分为刚性配准和非刚性配准两大类。就目前而言，前列腺癌是超声引导放疗最重要应用场景之一，因此超声图像配准技术主要集中在该器官。也有研究报道了超声成像在肝脏放疗中的应用，其利用肝脏影像中血管某些特定点对超声和MR图像进行刚性配准。基于形变配准的研究也有被报道，在这一研究中，作者利用肝脏的呼吸运动模型对超声图像与MR

或CT图像进行了形变配准。

在一些情况下，非刚性配准方法需要用来补偿器官或组织形变产生图像畸变如前列腺MR图像扫描时，与超声扫描时相比，直肠位置产生了改变，直肠或肠的充盈状态发生了变化。通常在应用形变配准之前，需要进行初始的手动或自动配准。初始的配准还可以基于形变模型，如自适应聚焦可变形模型和弹性模型。Hu等人提出了一种基于生物力学有限元模型的配准方法。在Ding等人的研究中，磁共振光谱成像（MRS）的图像被配准到超声/CT图像中，其假设前列腺内的任何位置都不随前列腺轮廓和质心发生变化。一般来说，基于超声图像的形变配准的主要问题之一是FOV有限，不允许与其他模式（如CT或MRI）图像完全匹配，这导致了需要假设超声扫描区域之外的图像形变趋势。

3.器官运动评估

放疗计划设计时，通常使用4D-CT来确定目标区域的运动情况，如PTV随着人体呼吸运动而产生的运动误差。超声成像技术也是一种有用的图像模态可以被用来量化这种运动，针对这一主题我们将在后续的小节中展开论述。

（二）分次治疗器官运动监测

1.分次间运动检测系统和分次内运动检测系统

超声 IGRT 系统可分为两类：分次间运动检测系统和分次内运动检测系统。分次间运动检测系统可以实现将模拟定位阶段获取的参考 CT 图像与在治疗时期获取的超声图像勾画的轮廓进行比较。分次内运动检测方法是指对同时期不同类型的图像进行比较，其可以实现在模拟定位阶段同时获取超声图像与参考 CT 图像并对两者勾画的轮廓进行比较。

第一代超声 IGRT 系统是基于 2D 图像模式的分次间运动检测系统。如 90 年代末出现的 B 模态捕获和瞄准（BAT）系统（Best Nomos，Pittsburgh，PA，USA）。紧接着 3D 超声成像系统开始进入临床应用，如 21 世纪初使用频率较高的 SonArray 分次间运动检测系统（Varian Medical systems，Palo Alto，CA）。Clarity 系统（Elekta，Stockholm，Sweden）是一种定量的分次间运动检测 3D IGRT 系统，其出现于 2004 年前后。值得注意的是，IGRT 领域之外也存在相关的 3D 超声图像多模态配准研究，如用于超声图像引导的手术和活检系统的商业化开发，其中的一些技术细节与超声 IGRT 系统有类似之处。

分次间运动检测超声IGRT系统是应用于放疗过程中的计划实施阶段的。在每个分次的治疗计划实施之前获超声图像，并将其勾画的目标区域轮廓与模拟定位CT图像勾画的目标区域轮廓进行配准和比较。由于这一模式的超声IGRT系统的工作被应用于治疗的实施阶段，因此只需要一个被标定的超声成像系统即可，图像融合产生的任何不确定度都被限制在同一个阶段。同一器官或组织在CT图像和超声图像之中显示的边界可能不同，导致在这两种模态图像中勾画的目标区域轮廓产生差异。因此，即使经过适当的训练，将超声图像与CT图像中的目标区域轮廓进行配准也仍是一项容易出错且具有挑战性任务。由于设备操作者使用不正确的超声波速度会导致超声图像畸变，增大超声图像与CT图像之间的几何差异。为了减少这种可以通过规范操作而避免的差异，美国医学物理协会TG154报告建议在模拟定位阶段采集超声图像，即他们建议使用分次内运动检测超声IGRT系统。

在分次内运动检测超声IGRT系统中，超声图像引导放疗的工作流程从模拟定位阶段即开始，在定位CT图像采集前或采集后立即采集超声图像。在后续的计划实施分次中，将模拟定位阶段采集的超声图像与当前的超声图像进行配准比较即可。尽管分次内运动检测系统在治疗实施阶段对初始安装误差不太敏感，但一个完整的引导周期包含了额外的处理工作，这可能有助于增加患者摆位误差识别的敏感性。适当的培训、准确的校准工作、严格的质量控制和对整个实施过程的良好理解都有助于降低这种错误发生的概率。

2.基于超声的器官运动评估

由于其优越的软组织成像能力，4D超声成像是一种理想的工具用于放射治疗过程中腹部器官（如肝脏和前列腺）的运动监测。基于超声成像的器官运动评估方法可分为直接评估法和间接评估法。在直接评估法中，器官的运动情况是通过直接测量声波的回声情况直接对目标区域的运动情况进行监测，而间接评估法是通过对特定的感兴趣区域的分割边界进行运动监测。

运动直接评估法的基本原理是基于回声，采用跟踪方法对运动检测，也被称为时域法。该方法通过测量位移量作为重新建立回声相关性所需的位置偏移量，并已被用于估计放疗中的组织和模体的运动情况。超声图像有散斑噪声，这种噪声来自于散射的声波对超声的回波产生了干扰，这是组织中某个区域所拥有的特性，由于这两种波太相似，导致在技术上无法单独进行解析。散斑噪声提供了精确跟踪组织运动的图像标志物，即使在未知组织结构的情况下，只需要保持感兴趣组织在视野中，没有过度变形或旋转，且超声采集参数保持不变。超声成像中的器官运动监测可以直接通过测量回波来估计，但是不能对散斑噪声区域或有解剖特征的区域进行区分。第一次超声采集过程中，在图像中定义一个包含独特回声模式的感兴趣区域。在后续的图像采集过程中，使用模式匹配算法搜索与第一次采集图像感兴趣区域回声模式最相匹配的区域。模式匹配算法使用相似性度量，如归一化交叉相关系数，绝对误差和或差的平方和。

运动间接估计法需要对每次采集的被监测器官的边界进行分割。根据每次采集中被分割部分的质心随时间的变化情况来确定器官的运动情况。然而，由于超声图像对比度相对较低等因素，很难使用常规的边缘检测算法对感兴趣区域的边缘进行分割，因此更复杂的分割方法，如有效轮廓法被建立并运用于超声图像分割，但这一方法需要进行初始化操作。对于放疗分次照射内的运动监测，分割必须既快速又准确。商用的超声引导放疗系统通常使用直接评估法对器官的运动情况进行跟踪。

Elekta 公司的 Clarity Autoscan 系统是第一个提供基于超声成像技术的分次内照射器官运动监测系统的商业化系统。该系统可在前列腺放疗过程中实现 4D 监测功能，提供前列腺和周围解剖结构的实时超声影像。该系统工作流程包括在模拟定位阶段经会阴获取前列腺的 3D 图像。在每次治疗前，患者平躺于治疗床上，扫描并重建获取前列腺的超声图像，将该图像与模拟定位时获取的超声图像进行比较，计算该患者治疗时的移床值。该系统在加速器出束过程中不断获取前列腺的 3D 超声图像，并与初始设置的前列腺 3D 信息进行参考比较从而实现前列腺位置的在线监测。治疗时如果前列腺的运动误差超过了治疗师设置的阈值限制，系统会自动中断治疗。为了进行监测，超声探头会自动来回扫描感兴趣区域，对超声图像进行不断地刷新。基于强度值的图像配准方法确定当前图像和参考图像之间的最佳拟合，该算法使用归一化相关函数作为损失函数，对前列腺周围 2cm 边界内的像素进行比较。配准算法为每次迭代确定一个相关分数，对于完全相关的拟合，该分数为 1，对于完全不相关的拟合，该分数为0。治疗技师可以选择一个阈值作为额外的安全措施，如果相关性分数低于阈值，操作员会收到提示，督促技师进一步核对当前患者的治疗情况。

在4D监测过程中，Clarity系统可以为操作人员提供矢状面和冠状面的超声视图，以及当前的实时图像。每个视图都提供了由配准后确定的前列腺轮廓覆盖的层面信息。该系统会在阈值超过设定的时间限值时发出警报，这时技师将不得不中断治疗，进行位置矫正，然后恢复治疗。每个方向的误差阈值，以及超阈值时间值都是医生在第一次治疗分次实施之前预先确定的。

（三）超声引导放射治疗系统的优点

在放疗使用超声进行图像引导有以下优点。首先，超声成像是一种使用广泛的医学诊断工具，相对便宜且易于使用。在某些情况下超声图像的诊断质量甚至可以与MRI或CT成像相媲美。此外，超声成像是一种非侵入性的成像技术，在大多数情况下患者耐受性良好，它主要用于软组织成像，因此它可以用于前列腺肿瘤和周围危险器官的成像。超声成像是一种实时成像技术，在治疗过程中，利用超声成像可以获得实时的3D和4D图像，因此它可以用于评估某个治疗分次内的器官运动情况。超声成像非常适合分次间和分次内的成像，特别是在前列腺癌的放疗过程中。超声成像也可以提供器官的功能信息，这对于引导放射治疗具有一定的价值。超声IGRT的另一个优点是在其系统工作时不会给患者带来辐射剂量。此外，与其他医学成像方式相比，超声成像成本效益高，且大多数超声成像系统都被设计得非常紧凑，并且携带方便，一个超声探头的体积几乎可以做到智能手机般大小。就图像质量而言，除了其他优势外，随超声波频率放大或缩小，超声成像可以提供极宽范围的组织分辨率，以及出色的软组织对比能力，例如，可以将CT扫描无法识别的结构在超声图像中进行可视化。上述的图像形成过程可以很容易地拓展到3D成像，且随着时间的持续扫描，也可以实现组织的4D监测。这使得超声成像几乎成为医疗应用中唯一可用的实时容积成像方法，特别是在放射治疗室或手术室等复杂环境中。

（四）超声成像进行IGRT的挑战

超声成像技术主要作为一种定性的诊断工具应用于临床工作，超声获取图像的过程依赖于操作人员的技术和专业经验。因此，超声成像通常被认为是一种用户依赖性很强的成像模式，相同条件下的成像结果在不同操作者之间往往呈现很大的差异性。超声成像技术的这一明显缺陷不仅限制了超声成像质量的重复性，也是放疗部门开展超声成像所面临的一个实际问题，因为放疗科室通常没有或数量不多具备必要超声操作技能的专业人员来完成常规的超声成像工作。超声成像技术其他的问题还包括：由超声探头可能引起的组织位移；图像质量欠佳，特别是当需要可视化深层结构或当空气和骨骼遮挡部分视野时；可能干扰计划实施时的射线束；探头和患者之间的声耦合干扰等问题。近年来，许多研究工作试图减少或消除这些限制因素对超声成像带来的不利影响，例如成像时采用严格的成像协议、改进超声成像算法、建立声速畸变校正算法、开发新型声波传感器、新型机器人探针支架、新型黏性耦合凝胶，并出现了图像自动标注和探针自主定位技术。

第三章

运动管理技术

一、4D-CT及MR

（一）4D-CT术适应证

4D-CT主要应用于胸部和上腹部受呼吸运动影响较大的肿瘤放疗CT定位过程，以降低呼吸运动伪影，提高运动靶区识别度，医生可获取肿瘤平均位置、运动范围及肿瘤轨迹与其他器官关系，提高靶区勾画精确度，以期减少正常组织照射量，降低并发症发生率。

（二）4D-CT技术操作流程

（1）放疗医生根据患者肿瘤位置、大小及病理相关信息进行筛选，并对其呼吸状态进行评估，确保患者在体位固定同时能获取可代替肿瘤运动的内/外部结构。稳定有效呼吸信息标识替代物是4D-CT扫描必要条件，对呼吸不规律患者可通过视觉及听觉引导呼吸训练。

（2）完成患者的固定和摆位过程，设置并确认呼吸波形。

（3）将患者信息及扫描方式输入CT模拟机和呼吸信号采集系统，确认呼吸状态规律性。

（4）设置扫描参数，启动呼吸信号采集系统获取患者呼吸波，并开始临床扫描。扫描过程中观察患者呼吸信号稳定性，若超出运动范围，应停止扫描。

（5）在4D-CT扫描完成重建后，检查重建图像是否正确，无误后将4D-CT发送到服务器或TPS工作站。

（三）4D-CT技术局限性与副作用

无论相位重建还是幅值重建均对患者呼吸状态有一定要求，因此必要情况下应对患者进行呼吸训练，而对呼吸不规律患者常难进行4D-CT扫描；肿瘤邻近组织为等密度或高密度结构时（膈肌等），最大密度投影像不能充分显示靶区，在重建和靶区勾画时应特别注意；4D-CT扫描剂量较普通CT高。

（四）4D-MRI

与4D-CT类似，4D-MRI被用来获取人体的动态影像信息，例如生理运动、血液流动等。为获取每个时刻影像，需用4D技术对其成像。相对于4D-CT，4D-MRI可避免患者接受额外电离辐射，同时能提供更清晰软组织对比度信息。因此，4D-MRI在放疗领域得到越来越多应用。

4D-MRI的第四个维度常指随时间周期变化的生理运动维度，例如呼吸、心跳周期等。这是因为MRI采集速度太慢，因而不足以分辨每个时刻影像。因此只能利用生理运动周期性，采用重复采集和重新分组方式，得到一个生理周期内不同阶段影像。这种成像方式缺点是无法监测不规则生理运动。因此近年来，研究人员致力于提升MRI成像速度，从而实现真正意义上的时间维度分辨的4D-MRI。

从采集方式上划分，4D-MRI大致可分为两类：呼吸相关的4D-MRI和时间分辨的4D-MRI。呼吸相关4D-MRI需要借助额外采集呼吸信号，对采集信号进行重新分组，得到一个呼吸周期4D影像，即把呼吸相位作为第四个维度。时间分辨的4D-MRI则是通过提高采集速度方式，实现真实时间维度4D成像。

在放疗中，4D-MRI一个应用是辅助监测目标靶区和危及器官运动状态和范围，从而为靶区勾画和放疗计划提供指导。鉴于4D-MRI高软组织对比度和无辐射优点，临床已将其整合进放疗模拟定位流程，从而提高靶区和危及器官的勾画精度。

二、实时运动管理系统的门控技术

呼吸运动对放疗精度存在影响。一般放疗中，加速器在整个肿瘤随呼吸而运动的周期内，连续出束治疗肿瘤，而门控技术（gating）通过分析获取的呼吸运动信号，控制加速器出束或者停止出束，即只有当肿瘤运动到特定位置时，加速器才进行出束。门控技术可分为基于外部呼吸信号和基于内部基准点信号的门控系统。

（一）RPM系统概述

实时运动管理系统（real-time position management，RPM）是由Varian公司开发的呼吸信号获取系统，主要通过放置于患者上腹部表面的红外反射盒收集呼吸信号，属于基于外部呼吸信号的门控系统。

（二）RPM系统原理

RPM系统主要用于收集外部呼吸信号，在使用中，将一个红外反射盒放置于患者上腹部表面中明显随呼吸运动位置，常位于剑突与肚脐连线之间，并引导患者进行腹式呼吸。红外反射盒在尽可能水平放置情况下，安装于治疗床尾或天花板的CCD相机可准确检测红外反射盒上反射标记，从而获取患者呼吸信号。

（三）RPM的门控术适应证和禁忌证

胸腹部与呼吸运动相关性较大肿瘤，如：肺癌、肝癌、乳腺癌等，具靶区外扩边界较小优点；对于与呼吸运动相关性较差肿瘤不适用，不能长时间保持卧床姿势患者不适用。

（四）基于RPM的门控技术操作流程

（1）进行4D-CT扫描，并使用RPM系统同步获取患者呼吸曲线。

（2）基于呼吸曲线，重建10个呼吸时相的4D-CT图像。

（3）基于患者呼吸幅度以及呼吸规律性选择呼吸门控窗，如：①不使用门控，所有时相的4D-CT用于ITV勾画；②30%~70%门控：只有30%~70%呼吸时相（50%为呼气末）图像用于ITV勾画，治疗中30%~70%呼吸期出束治疗等诸如此类。

（4）基于用于ITV勾画的时相图像（30%~70%图像或40%~60%图像）进行平均密度投影（average intensity projection，AIP）重建，重建的AIP图像用于最终的计划设计。

（5）治疗前CBCT扫描纠正摆位误差并监测解剖结构是否存在变化。

（6）治疗中使用RPM监测患者呼吸曲线，并在选定呼吸时相触发门控，加速器出束治疗。

（五）RPM门控术的局限性与不足

（1）由于基于RPM的门控技术仅选取部分呼吸时相触发加速器进行出束，因此该技术治疗时间较长，对于部分不能长时间平躺或维持治疗体位的患者不适用。

（2）对于呼吸不规则的患者，治疗时间会更长，并且治疗精度会受到影响。

（3）基于外部呼吸信号的门控技术建立于呼吸信号与肿瘤运动存在相关性的假设上，对于部分与呼吸运动相关性不大的肿瘤，该技术适用性较差。

（4）基于门控的加速器触发出束存在一定的系统延迟，需要在治疗前对延迟进行检测。

三、屏气技术

（一）屏气技术简介

屏气术（breath hold）作为肿瘤呼吸运动管理术中的一种，目的在于保证肿瘤在每次屏气时都维持在同一个位置，从而减少呼吸运动影响，达到治疗肿瘤同时尽可能保护危及器官的效果。深吸气屏气（deep inspiration breath hold，DIBH）术属屏气术中比较常用的一种，其使用可增加肺的体积，减少正常肺组织受照量，且对患者也易掌握。

（二）主动呼吸控制的深吸气屏气术

1.ABC技术的概述

DIBH术的开展，常需借助外部设备如主动呼吸控制（active breathing coordinator，ABC）、光学表面成像、MRI等来监控吸气量及整个屏气过程，从而保证屏气一致性与可重复性，其中ABC（Elekta AB，Stockholm，Sweden）系统最初由JOHN W. WONG等提出，主要通过肺活量计获取呼吸信号从而辅助患者屏气。

2. ABC的DIBH术适应证与禁忌证

适于肺癌、肝癌、乳腺癌等肿瘤，患者使用真空垫等开放式模具行体位固定，建议屏气持续时间大于20 s。

3. 基于ABC的DIBH技术操作流程

（1）患者选择以及呼吸训练：评估患者屏气时长，屏气时长小于20 s者不建议使用该技术；使用ABC系统引导患者行DIBH训练，指导患者捏住鼻子或用鼻夹，通过连接到气压计的口腔呼吸管进行呼吸。根据患者最大吸气量选择合适吸气阈值尽量避免最大呼吸点，推荐使用70%~80%最大吸气量作为阈值和屏气窗，并通过训练提高吸气量可重复性。指导患者在吸气到屏气窗时，按下控制按钮，关闭阀门，进行屏气。

（2）体位固定以及CT模拟定位：建议使用开放式模具如真空垫对患者进行体位固定，以尽可能减少模具对屏气的影响和尽可能让患者保持舒适的体位；在体位固定结束后，对患者继续进行3~4次屏气训练，并在CT床上进行摆位和绘制体表标记后，引导患者进行屏气，并扫描屏气状态下的CT图像。

（3）计划设计：基于DIBH情况下扫描的CT进行靶区勾画与计划设计，计划设计中尽可能减少加速器出束时间，以保证可以在患者的一个屏气周期内完成一个射野的出束治疗。

（4）摆位与治疗前摆位验证：根据定位标记点进行摆位，引导患者进行DIBH，并在DIBH情况下进行CBCT扫描（需分2~3次屏气执行），纠正摆位误差并监测DIBH的重复性以及解剖结构是否有变化。

（5）治疗：引导患者深吸气屏气，确保屏气状态前后一致性，在保证吸气幅度在屏气窗之内的情况下进行治疗。

4.ABC的DIBH术的局限性与不足

（1）ABC术开展需用额外设备，并要求患者操作呼吸控制开关，需对患者进行一段时间训练，从而增加临床工作量并延长治疗周期。

（2）患者每次吸气量具有一定的差异，需将该差异考虑到靶区边界外放中。

（3）患者深吸气屏气间，仍然可能会出现部分组织的运动。

（4）ABC的DIBH术的使用会延长每个治疗分次治疗时长，且DIBH术对患者的身体状态有较高要求，需患者在治疗期间保持长时间屏气且稳定。

（5）ABC相关设备需要额外的质控手段。

（三）光学表面系统深吸气屏气技术

1.光学表面系统概述

光学表面引导放疗技术属于较为新颖的影像引导技术，商用系统最早在2017年12月得到FDA认证。光学表面系统拥有无辐射、实时监控的优点，目前在临床中主要被作为IGRT的补充手段，用于提高治疗摆位的重复性与精度。同时也可利用光学表面系统收集患者上腹部或胸部的运动信息并转化为呼吸信号，从而辅助门控、深吸气屏气等技术开展。

2.基于光学表面系统的DIBH技术适应证与禁忌证

适于体表随呼吸运动较为明显并使用真空垫等开放式模具进行体位固定的患者，可以用于肺癌、肝癌、乳腺癌等肿瘤DIBH术开展，建议患者屏气持续时间大于20 s；对使用热塑膜等非开放式模具进行体位固定者不适用，肤色较深激光反射效果较差者不适用。

3.光学表面系统DIBH-CT扫描流程

（1）患者摆位：患者充分放松躺于CT床板上，根据疾病大致部位将床移至合适位置，结合三维定位激光灯摆位。

（2）软件设置：登录光学体表软件，创建患者ID，设置扫描区域，并扫描患者体表轮廓，根据需求调整扫描范围，确保该范围覆盖患者需要进行体表检测的区域。设置相机敏感度，高敏感度适用于深肤色患者，中敏感度适用于中等肤色患者，低敏感度适用于浅肤色患者，也可调整过滤阈值和积分时间来自定义调节。

（3）门控点设置：选择门控模式，寻找床板位置，放置门控点，一般将主门控点（Primary）置于胸骨下缘或剑突位置，次要门控点为可选项，用于监控患者呼吸时腹部情况。如对于乳腺癌患者，若为保乳放疗，则主门控点置于胸骨下缘或剑突位置。

（4）患者呼吸训练：先观察患者放松状态下"Primary"信号一段时间，呼吸平稳后，设置门控窗。一般门控窗最小值为"Primary"呼吸信号基线加13 mm，门控窗最大值为"Primary"呼吸信号加23 mm。此时患者可经视觉反馈系统（平板电脑或谷歌眼镜）实时观察到自己呼吸状态。在此状态下训练患者使用胸式呼吸深吸气并屏住，将"Primary"呼吸信号停留在呼吸门控窗内30s。根据患者屏气状态，将门控窗宽度调整至2~3 mm（SBRT技术要求严一些），再次训练患者深吸气屏气并保持在较窄门控窗内30s。此时视为训练成功，否则需再次调整门控窗。

（5）平静状态CT扫描。训练完成后，先按常规扫描获得患者平静状态下FB-CT。

（6）DIBH-CT扫描。在CT操作间通过喇叭指导患者深吸气屏气及放松，在患者呼吸状态稳定保持在门控窗内完成DIBH-CT扫描。

4.基于光学表面系统的DIBH技术操作流程

（1）患者选择以及呼吸训练：评估患者屏气时长，屏气时长小于20s的患者不建议使用该技术；屏气训练时指导患者通过鼻子吸气并尽可能扩张胸腔，根据患者最大吸气量选择合适的吸气阈值（尽量避免最大呼吸点，推荐使用70%~80%最大吸气量作为阈值）和屏气窗以提高屏气的持续性和可重复性。

（2）体位固定以及CT模拟定位：采用开放式模具

如真空垫对患者进行体位固定，以保证光学表面系统可以通过患者胸腹表面运动获取呼吸信号，并尽可能让患者保持舒适的体位；在体位固定结束后，对患者继续进行3~4次屏气训练，使患者适应体位固定状态下的屏气；在CT床进行摆位并绘制体表标记后，使用光学表面系统获取患者体表图像，根据呼吸训练情况设置合适的呼吸检测ROI（常规呼吸检测位置选取剑突下缘，若患者使用bolus，可选择其他点位）、吸气阈值以及屏气窗，并在自由呼吸以及DIBH的情况下分别扫描CT图像；若有视屏眼镜等可视化设备，也可在该设备的辅助下，引导患者进行屏气。

（3）计划设计：基于DIBH情况下扫描的CT进行靶区勾画与计划设计，计划设计中尽可能减少加速器出束时间，以保证可以在患者的一个屏气周期内完成一个射野的出束治疗，并将计划中心点、治疗射野、患者轮廓等信息传输到光学表面系统。

（4）摆位与治疗前摆位验证：根据定位标记点进行摆位，根据体表监控提示的体表误差调整患者姿态，修正旋转偏差，参考CT定位时光学表面系统的设置，选择合适的治疗中检测ROI、吸气阈值与屏气窗；每次治疗前在DIBH的情况下进行CBCT扫描（需分2~3次屏气执行），纠正摆位误差并监测DIBH的重复性以及解剖结构是否有变化，在第一次治疗验证后，以CBCT修正过的位置为金标准，抓拍保存患者放松状态的体表参考体表图像，用于引导后续治疗的摆位。

（5）治疗：使用光学表面系统探测患者体表运动信息，获取呼吸信号，引导患者深吸气屏气，确保屏气状态前后一致性，在保证吸气幅度在屏气窗之内的情况下进行治疗。

5.光学表面系统的DIBH技术的局限性与不足

（1）对于肤色较深的患者，由于激光反射效果较差，光学表面成像效果较差；此外为了准确地表示患者的表面，皮肤必须对成像系统直接可见，若检测位置被衣服和床单覆盖，体表成像系统无法获得该位置信息，而对于部分需要使用bolus的患者（如乳腺癌患者），治疗时由于bolus的覆盖，体表信号采集会受到一定程度的影响。

（2）治疗过程中随着机架旋转，机架结构与影像系统可能会阻挡激光成像路线从而影响呼吸信号获取效果。

（3）光学表面成像通过接收患者体表反射光成像，临床使用中曝光时间、积分时间、成像增益等成像参数的设置对成像效果影响较大，比较依赖于临床经验。

（4）当光学表面成像系统应用于呼吸信号获取时，体表追踪点或ROI的选取会对信号获取效果产生较大的影响。

（5）SGRT只能成像患者体表信息，只能作为内部目标位置的替代物，不能直观反映体表下组织器官实际位置。

（6）光学表面成像系统成像具有一定的延迟，并且触发加速器出束的通信过程也存在一定延迟，在应用过程中也需要考虑到延迟对治疗的影响。

（7）对于呼吸门控的治疗，DIBH技术对患者的身体状态有较高要求，需要患者在治疗期间保持长时间屏气且稳定。

光学表面系统需要额外质控流程。

四、腹部加压

（一）加压技术适应证

该技术主要应用于无纵隔侵犯或结节性疾病的早期肺癌和肝肿瘤。常用于立体定向放疗中，但也适于常规肺部放疗。研究显示腹部加压可有效降低肝、胰、肾的运动，也可降低胃肠道受照量。对肺癌，该法的受益对象主要是下叶肺癌患者，腹部加压可有效地降低膈肌附近肿瘤运动幅度，减小内靶区（internal target volume, ITV）体积。

（二）加压技术操作流程

腹部加压难度主要集中在腹压板加压操作流程。

（1）常用真空垫或热塑膜与腹压板、底板、刚性框架搭配使用，真空垫置于腹压体板上，患者先由真空垫固定初始体位。如患者采用热塑膜进行固定，则建议在患者固定好以后将加压部位的热塑膜剪去以提高腹压板加压效果。

（2）将腹压板凸面呈倒三角置于剑突下方2~3 cm处，选择体板合适刻度处安装刚性框架，记录刚性框架连接床板为位置。并旋转框架上的螺旋升降杆使其一头刚好接触腹压板，记录此时升降杆刻度数值，同时技术员用记号笔沿放置好的腹压板边缘勾画轮廓，便于治疗时腹压板的重复摆位。

（3）缓慢施加压力，可通过肉眼观察、ABC、RPM、光学体表等方式监测患者呼吸幅度变化，并实时由患者口头反馈舒适度，当呼吸幅度接近合理范围时停止加压。如反馈不适，可以半圈为基准逆向旋转升降杆直至患者处于舒适状态，此时记录下升降杆刻度数值。

（4）实际治疗时，在完成患者体位固定后，将腹压板沿记号笔标记轮廓放置，根据之前记录升降杆刻度缓慢施加压力，并实时获取舒适度反馈，直至升降杆能在患者可接受舒适度下加压至定位时的刻度深度。需要注意，应用腹压板进行腹部加压需要考虑患者每次治疗时身体实际状况，如体重增减、饱腹空腹等，必要时需对施加压力进行适当调整。

（三）加压技术局限性与副作用

虽然腹部加压技术在控制胸腹部肿瘤运动方面具有简单易操作等优势，但实际应用时也存在以下局限性需要考虑。

（1）腹部加压压力过大（通常接近 $5.33\sim6.67kPa$ 压力）时容易导致部分患者的不适感，此外对于部分肝硬化等患者，加压过度有发生肝脏破裂的风险存在，因此在使用该技术时需要慎重评估患者肝功能等情况。

（2）多数统计研究表明，并非所有患者在接受腹部加压后其呼吸运动都能得到有效控制，因此需要在定位时通过透视影像、4D-CT、电影模式磁共振等方法来实时评估腹部加压的真实效果。

（3）在胸部放疗中，腹部加压使患者呼吸模式改变，腹式呼吸受一致的同时胸式呼吸加强，从而会导致肺部各叶肿瘤不同方向的位移发生变化，尤其是周围型肺癌患者的腹部加压效果需要结合动态影像进行实际评估。

（4）对于肝脏左叶的转移瘤放疗，腹部加压存在将胃等危及器官挤压靠近肿瘤靶区的风险，需要留意，肝脏右叶相对风险较小。

（5）对于腹部放疗使用腹压板进行定位的患者，腹压板的固定框架与螺旋连接轴等高CT值部件需要尽量避免与肿瘤靶区共面，计划设计时需要有效考虑该类部件的导致的剂量衰减的影响。

第四章

新技术在临床肿瘤治疗中的应用

一、图像引导技术

图像引导放射治疗（image-guided radiation therapy，IGRT）是一项在精准放疗当中非常重要的技术，通过医学影像进行位置的确认和修正是从很早就应用于临床的一种技术。在放疗过程中，肿瘤和正常组织具有时间和空间的不稳定性。患者治疗时，诸多因素都可不同程度的引起实际放疗剂量分布与制定放疗计划时模拟的剂量分布大不相同。图像引导放疗术的发展，一定程度上是受到放疗技术发展驱动，高剂量梯度的高适形度计划在定位不确定性方面较之前常规放疗要严格许多，因此需在治疗过程中准确定位照射区域及控制器官运动以提升治疗准确性。基于患者治疗当中获取的在线或离线影像，进行计划修改，则称为"自适应放疗"，是图像引导放射治疗新的发展方向。

当前放疗中使用的图像引导技术主要包括超声引导、光学影像引导、MV 平板（EPID）、kV 平板、MV-CBCT、kV-CBCT、CT、MRI。

（一）超声引导放疗

超声图像的信息量丰富，具有灰阶切面图像、层次清楚，接近解剖真实结构；对活动界面能作动态实时显示，便于观察；能发挥管腔造影功能，无须任何造影剂即可显示管腔结构；对小病灶有良好显示能力；能取得各种方位切面图像，并能根据图像显示结构和特点，准确定位病灶或危及器官并测量其大小。

1.适应证

乳腺癌：乳房放疗中，通过超声扫描，可清晰看到瘤床区域，治疗时，可通过超声引导修正患者因呼吸运动造成的靶区移动。

前列腺癌：超声引导放疗可很好分辨直肠前壁和膀胱后壁，降低副反应发生概率。

超声引导放疗的优点主要有快速，操作简单，无创且无辐射，对盆腔肿瘤图像引导放疗及自适应放疗都有较大意义。

（二）光学影像引导放疗

光学体表引导放疗（surface guided radiation therapy，SGRT）是一种无创无辐射图像引导放疗术，在患者治疗期间全程监控，提供连续、实时成像。

1.适应证

乳腺癌：SGRT最常用于通过指导患者进行深吸气屏气（DIBH）对靠近皮肤表面的肿瘤部位（如乳腺癌）

进行门控放疗。对大部分左侧乳腺照射患者，可有效降低心肺照射剂量，对部分患者，还可以降低肺部受照体积；

头颈肿瘤放疗：最近技术进步使SGRT可在减少治疗时间情况下进行精确定位。SGRT与CBCT系统结合，可提高头颈瘤摆位的准确性和效率。

肺部立体定向放疗：当前对肺部很多小体积肿瘤根治性治疗，临床上多会选择大分割少分次的SBRT治疗。应用光学体表引导系统可很好达到监控效果。

特殊患者：对很多儿童、老人、四肢肿瘤患者，均可通过光学体表方式辅助摆位和监控治疗。

2.光学体表引导

其放疗优势在于无辐射性、实时性和准确性。局限性主要在于该系统主要监控体表部分，其适应证主要是贴近体表肿瘤、刚性较好部位、可控制的运动区域。而且，其提供的信息主要是治疗中的体表信息，无法进行治疗后续的剂量叠加重建。

（三）MV级影像引导设备

利用高灵敏及自动化的在线电子射野影像系统（EPID）可以在治疗中获得MV级别的影像信息，EPID

除可实现每天低剂量二维成像以修正患者治疗位置外，还可进行 MV 级 CBCT 影像扫描及重建、患者治疗时穿射剂量记录及投照剂量重建、基 EPID 板的质控等功能。MV 级的体积成像在患者体内存在金属物体时优越性也得到证明。

1.适应证

全身各部位的 MV 二维图像引导和三维图像引导。

MV 级图像引导主要适合于体内有金属或高密度材料的患者或模体。

MV 级影像拥有同源的特点，由于其射线源就是治疗源，因此与其他单独安装的图像引导系统相比，不会引入两套系统之间的位置误差。同时 MV 级影像可做后续应用，而且，MV 级影像板在患者计划验证、设备质控中能起到很好作用。对有金属植入物的患者有更好效果。

其局限性主要体现在影像质量方面，其对软组织成像效果与 kV 级影像相比不够清晰，且 MV 级图像引导的成像剂量仍需考虑。瓦里安公司的 Halcyon 加速器在治疗计划系统中考虑了 MV 级 CBCT 的剂量。

（四）kV 级影像引导设备

kV 级别影像系统，由于其使用射线能量与诊断级别的CT相似，因此图像质量有优势，其与传统CT采用线状探测器进行二维扇形束扫描不同，CBCT使用二维面状探测器进行三维锥形束扫描。

1.适应证

测量和修正摆位误差：基于kV级CBCT对头颈部肿瘤、胸腹部肿瘤等也可开展摆位误差的统计学分析，为临床摆位误差纠正方式与应用频次提供参考。与传统EPID或者OBI相比，三维图像在空间的配准比二维图像精确，图像信息更丰富。

观察疗程中解剖形态的变化

在线影像的后续应用：对kV级别CBCT影像，由于其影像质量较好，也可后续进行剂量重建叠加或在线自适应放疗。

主要优势体现在执行效率和影像质量，是当前非常重要的一种图像引导放疗方式。

局限性主要体现在，与MV级影像不同，kV级别影像与治疗射束不同源，因此会存在影像系统与治疗系统间的误差。而且，kV级别影像的FOV有限，有时不能完整包括照射区域整个人体，这对于图像引导以及后续的剂量叠加都有所影响。

（五）CT引导的放疗

相比于附加在治疗机头上的MV级别影像系统以及kV级别影像系统，现在有一些厂家选择在治疗机上附加一个诊断级别的CT机，并通过移动患者治疗床的方式在影像中心和治疗中心间切换，这样既能保证患者在在线端获取影像并用于图像引导，同时又能带来诊断级CT的图像质量。

1.适应证

该项技术几乎适用于所有常见肿瘤，CT引导放疗较kV级CBCT引导放疗，提供更好图像质量，对腹腔等部位肿瘤有优势。

其优势主要在图像质量，其图像质量与诊断级CT一致。除提供很好修正摆位误差功能外，其在后续图像应用上，影像可直接用于剂量计算，对后续无论是剂量累加还是在线自适应放疗的开展都有意义。

局限性除上述kV级CBCT会引入影像中心与治疗中心偏差外，由于CT引导设备需通过动床方式将患者在治疗中心和影像中心之间切换，因此对治疗床运动准确性也有更高要求。

（六）MR引导放疗

MRI在近年来开始在放疗中应用，优秀的软组织对比，无骨质结构伪影，无额外的辐射，多种序列生物功能影像信息，是MRI引导放疗较其他技术优势的地方。

1.适应证

MRI引导的放疗可用于大部分肿瘤部位，其比较有优势部分主要在于对软组织分辨要求高的肿瘤。

MRI引导的后装治疗也是当前应用非常广泛的一个方面，由于其优秀的盆腔软组织分辨率，因此在MR引导下，后装治疗可更准确勾画靶区，确定病灶范围，对高剂量高梯度后装治疗，有着很大意义。

MRI具无创特性，应用MRI影像进行图像引导，不会对患者产生附加辐射风险。另外图像本身的软组织分辨率，以及不同序列定量、定性功能影像信息可更好帮助医生对患者治疗区域及效果进行判断。通过每天MR影像，掌握治疗过程中肿瘤及周围健康组织的变化情况，实时调整治疗计划，是MRI引导放疗一个重要应用。

MRI引导局限性主要体现在，临床放疗所使用的电子打靶产生X射线会受到磁场影响发生偏转，聚焦，偏离，散焦等情况，导致束流损失。而且，在磁场影响下，对X射线起到调制作用的多叶准直器中控制叶片到位精度的磁性编码器的性能可能会下降。此外，X射线与物质相互作用而释放的刺激电子也会受到磁场的影响。

二、SBRT技术

立体定向放射外科（stereotactic radiosurgery，SRS）和立体定向放疗（stereotactic body radiotherapy，SBRT）又称立体定向消融放疗（stereotactic ablative radiotherapy，SABR），是新颖且日益流行的放疗方法。SRS使用单次大剂量对脑部病变进行放疗，SBRT常用1~5个治疗分次对脑外体部肿瘤进行大剂量放疗。

（一）历史沿革

1951年，瑞典神经外科医生Lars Leksell最早引入立体定向放射手术（Stereotactic radiosurgery，SRS）的概念。1967年，Leksell和Borje Larsson合作开发了第一台SRS设备：伽马刀（Gamma Knife）。1980年前后，立体定向放疗开始使用直线加速器配合刚性立体定向头部框架。

其他SRS/SBRT照射技术还有断层放射治疗技术

（称为 Tomotherapy，Tomo 刀），全身 SRS 机器人加速器系统（射波刀，Cyber-knife）和质子束立体定向放射外科（带电粒子放射外科）。

（二）技术原理

立体定向放疗的精确定义：通过图像引导高精确地定位肿瘤靶区，以非入侵方式将高剂量辐射剂量，以超大分割方式（通常不大于5次），输送到肿瘤位置，且在肿瘤周围形成高度适形剂量分布和陡峭剂量跌落梯度，从而避免照射到邻近危及器官。

所有类型立体定向放射外科和放疗都以类似方式工作。射线产生设备将许多小辐射束聚焦在肿瘤或其他目标上。由于辐射束入射角度广，单个辐射束对其通过的组织几乎没有影响，但在所有辐射束相交的位置，会叠加得到很高的辐射剂量累计。

（三）适应证

SRS 使用许多精确聚焦辐射束来治疗大脑、颈部、肺、肝脏、脊柱和其他部位肿瘤和其他问题。

在胸部疾病中，SBRT 可用于不可手术非小细胞肺癌治疗，对可手术的早期非小细胞肺癌，SBRT 治疗仍存争议。SBRT 也用来探索对晚期非小细胞肺癌治疗。

对寡转移（转移的脏器单一，且转移灶≤5个），SBRT技术已被用来治疗肺转移和复发性肺癌患者。SBRT也可用于治疗复发性或持续性肺癌复发性疾病和既往放疗或化疗后持续疾病。

在头颈部疾病中，SBRT可用于动静脉畸形、声学神经瘤、脑（脊）膜瘤、垂体腺瘤、副神经节瘤、迷走神经鞘瘤和其他咽旁间隙肿瘤，脑转移、控制难治性三叉神经痛，帕金森氏症震颤、强直和运动障碍症状的缓解。

在腹部疾病中，SBRT可用于肝癌，胰腺癌，肾上腺肿瘤，肾癌，胆管癌，前列腺癌以及对肝脏和肺的转移性肿瘤进行积极的局部治疗。

SBRT也可用于治疗（a）化学难治性或（b）较早接受过照射的持续或复发性卵巢、子宫、宫颈或外阴转移性疾病。SBRT联合化疗进行持续性或复发性的姑息治疗。妇科SBRT也可用于医学上无法手术的妇科肿瘤或在常规放疗和近距离放疗时作为剂量增量。

在脊柱肿瘤治疗中，SBRT可治疗脊柱转移瘤快速持久疼痛缓解和持久有效的肿瘤控制率为80%~90%，硬脊膜外转移瘤手术减压的替代方法，原发性脊柱肿瘤

（脑膜瘤、神经纤维瘤和神经鞘瘤等良性硬膜内髓外脊髓肿瘤）的手术切除替代方案，进行症状缓解和肿瘤控制。

（四）操作流程

SBRT/SRS技术多使用不超过5次的治疗次数将比传统分割更大的单次剂量精准地输送到较小目标靶区，其特点是靶区边缘陡峭的剂量跌落和高度适形性，因此治疗计划和操作实施的准确性和精准度对治疗有着至关重要的作用。

1.病人信息录入

（1）病人医保信息验证与录入。

（2）查询病人过往医疗记录。

2.患者咨询

（1）医生为患者就疾病诊断、分期、治疗方案、可能的益处和潜在的风险等进行咨询。

（2）物理师为患者就可能使用的放疗物理技术进行交流。

3.患者选择

（1）放疗医生就患者病灶情况以及患者意愿判断是否适合SBRT/SRS治疗。

（2）评估患者可否耐受治疗和固定装置；对行运动管理者，评估肿瘤运动是否规律及患者配合度。

4.获取治疗所需的额外影像信息

获取额外用于图像融合的磁共振或PET-CT影像。

5.模具制作

根据需要制作用于固定的模具，包括热塑性塑料面罩、头部框架、真空固定垫、水塑形模具和真空头枕等。

6.患者固定与CT模拟定位

（1）使用定位模具并将患者置于治疗位置，确定是否需要造影剂，定位后执行CT扫描并对治疗位置进行标记。

（2）对于需要进行运动管理措施的患者，获取患者3D-CT或者4D-CT图像，并根据靶区勾画需求重建最大强度投影（MIP）、最小强度密度影（MinIP）和平均密度影（AverageIP）。

（3）用于颅脑各解剖结构勾画和治疗计划设计的图像应使用的切片厚度≤2 mm，并需覆盖颅骨和固定系统的完整结构。

7.传输图像及图像融合

（1）定位图像经验证过后需传输到治疗计划系统和

外部储存系统，传输的图像需包括标记点和治疗床。

（2）将需融合的磁共振或PET图像传入治疗计划系统并与定位CT进行刚性或形变配准，保证关键解剖位置外部轮廓尽量重合。建议使用图像配准算法来补偿各种成像技术中患者位置的差异和内部器官解剖位置的变化。

8.靶区及正常组织勾画

（1）靶区勾画包括大体肿瘤区（GTV）、临床靶区（CTV）、内靶区（ITV）以及计划靶区（PTV）。

（2）正常组织勾画包括正常组织结构或亚结构的外轮廓勾画，以及某些关键部位扩展结构勾画。

（3）勾画结束后放疗医生须在最终治疗计划CT完成审查。

9.治疗处方及要求制定

（1）放疗医生根据靶区特定治疗参数，包括总剂量、分次剂量、治疗次数、治疗部位、治疗模式、射束能量和允许的目标剂量异质性等。

（2）根据靶区与正常组织的位置关系和正常组织吸收剂量耐受程度，制定正常组织的剂量限值。

（3）制定其他相关限制。

10.计划设计

（1）根据不同治疗技术要求选择合适治疗的仪器（例如：直线加速器、TomoTherapy、CyberKnife 或伽马刀）以及放射治疗计划系统。

（2）根据靶区选择合适的技术（例如：容积调强技术、动态适形弧技术或固定野适形技术等），确定计算网格大小、射束照射范围及排列。为尽量减少患者治疗时间以及肿瘤移动的风险，推荐使用 FFF 光束的 1200 mu/Min 以上剂量率进行放疗计划设计。

（3）计算结束后进行剂量分布归一化使得在不超过剂量限值的情况下让 100% 处方剂量线覆盖尽量多的靶区体积。一般应满足 PTV：V100%≥95%，V90%≥99%。V100% 为 100% 处方剂量覆盖的 PTV 体积，V90% 为 90% 处方剂量覆盖的 PTV 体积。

（4）创建剂量-体积直方图（DVH）曲线，进行符合性和剂量分布评估，靶区剂量以及正常组织剂量是否符合处方要求。

11.计划审核与批准

（1）医生和物理师共同审查计划，如有需要对计划进行修改。

（2）医生审核并批准最终治疗计划。

（3）打印留档书面计划并上传至电子病历系统。

12.治疗前QA

（1）计划上传至记录和验证系统中，对病人计划进行物理和执行审查，包括治疗系统、门控系统、体表成像系统或其他运动管理跟踪系统。审查患者影像中心点是否与计划中心点等一致。

（2）对需要进行患者剂量验证的计划，创建验证包括点剂量验证和二维或三维的剂量分布验证。选择合适的剂量测量探头、静电计和验证模体在剂量分布较为均匀的点进行点剂量验证，参考《AAPM-RSS实践指南9.a》给出推荐容差为5%以下。推荐使用EBT3变色膜胶片进行SBRT/SRS计划二维剂量分布验证，在使用2 mm/2%标准下γ通过率大于90%提示验证通过。

13.患者复位

使用治疗体位，中心射束标识相对于体表标识进行坐标对准。拍摄正位与侧位影像并与计划治疗系统生成的虚拟图像进行刚性配准与在线校正，记录头脚、腹背以及左右方向位移数据并修正患者体表标志线，完成复位。

14.治疗开始

（1）每次 SBRT 治疗前应开展在线图像引导（IGRT），常见的 IGRT 方法包括使用二维平面千伏成像（带或不带金标）、三维千伏锥形束 CT（CBCT）、兆伏锥形束 CT（MVCT），以及同时使用金标和 CBCT 的综合方法。对于软组织目标，应将 CBCT 作为黄金标准，包括针对移动肿瘤的 4D-CBCT。

（2）在治疗过程中可以抽选治疗单次进行影像板二维平面成像验证。

（3）在治疗过程中需时刻关注解剖学位置的变化，可使用体表成像等进行体表监测，并对变化进行处理。

15.治疗结束

患者治疗结束后应完成治疗报告，治疗报告应包括剂量测定报告以及整个治疗期间数据的其他治疗附加数据。

16.患者预后评估

患者治疗结束后，对数据库中的患者数据进行分析。

17.患者随访

（1）需对治疗后的患者进行毒性管理和评估，包括肺炎、放射性脑损伤、胸壁毒性、心血管毒性、食管毒性以及支气管瘘或咯血等。

（2）治疗结束后放疗医生应与患者讨论随访方案，并安排后续复诊预约等。

（五）SBRT技术的局限性

1.小范围射野场剂量计算的困难

立体定向放射治疗中常使用到小射野，然而小射野和非标射野的剂量测定和计算是一个挑战。小射野依赖校正因子来准确测量小射野输出因子（output factor，OF），而OF对剂量分布计算有直接影响，错误计算会直接转化计划系统对剂量分布的错误预测。由于平均效应，该问题对较大病灶治疗的影响较难发现，但对较小病灶的影响更加明显。

2.小范围射野场剂量测定的困难

目前存在的大部分商用探测器由于体积过大，不适用小射野测量。小型电离室更适合SBRT/SRS计划的QA，但对于<1cm×1cm的静态小射野场，存在高达10%的剂量差异。文献显示有三种类型的小型电离室（Exradin A1SL，IBA CC04 和 IBA CC01）适用于小射野的剂量，而其他某些电离室依然存在问题。半导体二极管具

有更快的线性响应以及好的分辨率，但测量结果依赖校准因子的校正。塑料闪烁体由于小体积、水等效性好以及高空间分辨率，是目前较适用于小射野场剂量测定的探测器，但由于商用较晚因此在临床的使用并不广泛。EBT3胶片是目前一种常用的小射野绝对剂量和二维剂量分布测定设备，但由于胶片分析过程烦冗复杂容易产生较大误差，仍然不够理想。

3.多叶准直器（MLC）、机架和准直器等机械的精确度对治疗准确率影响较大

容积调强技术在SBRT/SRS计划中被经常使用，然而MLC对剂量-体积直方图（DVH）的影响较其他机械影响更大。基于日志文件的QA可减少MLC机械产生的问题，但日志文件可能存在记录偏差，且日志文件不能记录由机器校准或硬件故障等引起的错误。除此以外，由于高度依赖影像引导系统，针对影像系统的QA需更加严格。

（六）解决方法

1.准确模拟计算小射野剂量的方法

蒙特卡洛（Monte Carlo，MC）方法通常被认为是最准确的剂量分布预测方法，然而蒙特卡洛方法参数获取

限制以及计算时间较长，难以直接应用到常规临床实践当中。针对用于SBRT/SRS计划治疗的放射治疗计划系统（TPS），应当使用蒙特卡洛模拟计算方法对TPS中的OF进行校准，也可以使用MC方法对一些极端小射野或非标射野计划进行独立计算，以验证TPS的计算结果。

2.使用合理的探测器和模体对SBRT计划进行独立的评估

小射野的测量需考虑到探测器敏感体积大小、敏感体积材料、响应速度以及信噪比等剂量学特性，任何不理想的QA结果都应该被彻底审查、诊断和纠正，并重复进行独立验证测试，以确定问题可能的原因。

3.加速器的日常QA应该比常规放射治疗更加严格

SBRT计划具有复杂性，对加速器的持续周期性质控应更加严格，应参考《AAPM-RSS实践指南9.a》和《AAPM TG-142报告》中的相应容差范围定期进行几何精度、剂量精度以及图像引导系统的质控。

参考文献

1. 郎锦义. 中国放疗三十年回顾、思考与展望. 肿瘤预防与治疗，2017，30（01）：1-4.

2. 张烨，易俊林，姜威，等. 2019年中国大陆地区放疗人员和设备基本情况调查研究. 中国肿瘤，2020，29（05）：321-326.

3. 王绿化，朱广迎. 肿瘤放射治疗学. 第2版. 北京：人民卫生出版社，2021.

4. Purdy JA. 3D treatment planning and intensity-modulated radiation therapy. Oncology（Williston Park）. 1999；13（10 Suppl 5）：155-168.

5. Fatima K，Andleeb A，Sofi MA，et al. Clinical outcome of intensity-modulated radiotherapy versus two-dimensional conventional radiotherapy in locally advanced nasopharyngeal carcinoma：Comparative study at SKIMS Tertiary Care Institute. J Cancer Res Ther. 2022；18（1）：133-139.

6. 崔念基，卢泰祥，邓小武. 实用临床放射肿瘤学. 广州：中山大学出版社，2005.

7. 杨柳，余忠华. 鼻咽癌放疗所致口腔黏膜反应的防治研究.医学信息，2020；33（05）：56-58.

8. Wortel RC，Incrocci L，Pos FJ，et al. Late Side Effects After Image Guided Intensity Modulated Radiation Therapy Compared to 3D-Conformal Radiation Therapy for Prostate Cancer：Results from 2 Prospective Cohorts. Int J Radiat Oncol Biol Phys. 2016，95（02）：680-689.

9. Hanania AN，Mainwaring W，Ghebre YT，et al. Radiation-Induced Lung Injury：Assessment and Management. Chest. 2019，156（01）：150-162.

10. Otto K . Volumetric modulated arc therapy：IMRT in a single gantry arc. Medical Physics，2008（01）：35.

11. 徐慧军，段学章.现代肿瘤放射物理与技术.第2版.北京：中国原子能出版社，2018.

12. International Commission on Radiation Units and Measurements. Report 62：Prescribing recording and reporting photon beam therapy（supplement to ICRU report 50）. Bethesda，MD：ICRU；1999.

13. ICRU Report No.83 Prescribing，Recording，and Reporting Photon-Beam Intensity-Modulated Radiation Therapy. ICRU，2010.

14. Miften M，Olch A，Mihailidis D，et al. Tolerance limits and methodologies for IMRT measurement−based verification QA：Recommendations of AAPM Task Group No. 218. Med Phys. 2018，45（04）：53−83.

15. W. Schlegel. New Technologies in Radiation Oncology，2006.

16. 于金明，李宝生.调强放射治疗的临床应用现状与存在的问题.中华肿瘤杂志，2005（03）：63-65.

17. Huq MS，Fraass BA，Dunscombe PB，et al. The report of Task Group 100 of the AAPM：Application of risk analysis methods to radiation therapy quality management. Medical Physics. 2016，43（07）：4209.

18. 国家癌症中心/国家肿瘤质控中心.调强放疗剂量验证实践指南.中华放射肿瘤学杂志，2020，29（12）：1021-1024.

19. Ezzell GA，Burmeister JW，Dogan N，et al. IMRT commissioning：multiple institution planning and dosimetry comparisons，a report from AAPM Task Group 119. Medical Physics. 2009，36（11）：5359−5373.

20. Klein EE，Hanley J，Bayouth J，et al. Task Group 142，

American Association of Physicists in Medicine. Task Group 142 report: quality assurance of medical accelerators. Medical Physics. 2009, 36 (09): 4197-4212.

21. 李慧敏，李建彬，李奉祥，等. 4DCT、PET-CT与MRI勾画胸段食管癌大体肿瘤体积比较研究. 中华放射肿瘤学杂志, 2020, 29 (07): 508-512.

22. Panakis N, McNair HA, Christian JA, et al. Defining the margins in the radical radiotherapy of non-small cell lung cancer (NSCLC) with active breathing control (ABC) and the effect on physical lung parameters. Radiotherapy Oncology. 2008, 87 (01): 65-73.

23. 戴建荣，胡逸民. 图像引导放疗的实现方式. 中华放射肿瘤学杂志, 2006, 15 (02): 132-135.

24. Lim TY, Dragojević I, Hoffman D, et al. Characterization of the HalcyonTM multileaf collimator system. Journal of Applied Clinical Medical Physics. 2019, 20 (04): 106-114.

25. Zhou GX, Xu SP, Dai XK, et al. Clinical dosimetric study of three radiotherapy techniques for postoperative breast cancer: Helical Tomotherapy, IMRT, and 3D-

放射治疗

参考文献

CRT. Technology in Cancer Research & Treatment. 2011, 10 (01): 15-23.

26. Ren G, Du L, Ma L, et al. Clinical observation of 73 nasopharyngeal carcinoma patients treated by helical to-motherapy: the China experience. Technology in Cancer Research & Treatment. 2011, 10 (03): 259-266.

27. Sterzing F, Kalz J, Sroka-Perez G, et al. Megavoltage CT in helical tomotherapy - clinical advantages and limitations of special physical characteristics. Technology in Cancer Research & Treatment. 2009, 8 (05): 343-352.

28. Wilke L, Andratschke N, Blanck O, et al. ICRU report 91 on prescribing, recording, and reporting of stereotactic treatments with small photon beams: Statement from the DEGRO/DGMP working group stereotactic radiotherapy and radiosurgery. Strahlentherapie und Onkologie. 2019, 195 (03): 193-198.

29. Sheng K, Molloy JA, Larner JM, et al. A dosimetric comparison of non-coplanar IMRT versus Helical Tomotherapy for nasal cavity and paranasal sinus cancer. Ra-

diotherapy Oncology. 2007，82（02）：174-178.

30.Pehlivan B，Sengul K，Yesil A，et al. Dosimetric Comparison of Lung-Sparing Radiation Therapy between Volumetric Arc Therapy and Helical Tomotherapy for Unresectable Malignant Pleural Mesothelioma. BioMed Research International. 2019；2019：4568958.

31.Gozal F，Gondhowiardjo SA，Kodrat H，et al. Dosimetric analysis of three-dimensional conformal radiotherapy，intensity-modulated radiotherapy-step and shoot，helical tomotherapy，and volumetric modulated arc therapy in prostate cancer radiotherapy. Journal of cancer research and therapeutics. 2021，17（04）：893-900.

32.Leksell，L. Gammathalanotomy in two cases of intractable pain. Acta Chir Scand，1968.134（08）：585-595.

33.王晖，罗静.旋转式γ射线立体定向治疗系统.中国医疗器械杂志，1998（05）：272-274.

34.Lindquist，C. and I. Paddick，The Leksell gamma knife perfexion and comparisons with its predecessors. Neurosurgery，2007. 61（3 Suppl）：130-40；discussion 140-141.

35.Ganz，J.C.，Changing the gamma knife. Prog Brain Res，2014. 215：117-125.

36.Betti O，Derechinsky V. Multiple-beam stereotaxic irradiation. Neurochirurgie. 1983，29（04）：295-298.

37.Avanzo R C，Chierego G，Marchetti C，et al. Stereotaxic irradiation with a linear accelerator. La Radiologia Medica，1984，70（03）：124.

38.Colombo F，Benedetti A，Pozza F，et al. External stereotactic irradiation by linear accelerator. Neurosurgery，1985，16（02）：154.

39.Podgorsak E B，Olivier A，Pla M，et al. Dynamic stereotactic radiosurgery. International Journal of Radiation Oncology Biology Physics，1988，14（01）：115.

40.Lutz W，Winston K R，Maleki N.A system for stereotactic radiosurgery with a linear accelerator. Int J Radiat Oncol Biol Phys，1988，14（02）：373-381.

41.Winston K R，Lutz W. Linear accelerator as a neurosurgical tool for stereotactic radiosurgery. Neurosurgery，1988，22（03）：454-464.

42. Hensley， Frank W. Present state and issues in IORT

Physics. Radiation Oncology, 2017, 12 (01): 37.

43. Schneider F, Madyan YA, Clausen S. PO-0991: A noval approach of superficial intraoperative radiotherapy (IORT) using a 50 kV x-ray source. Radiotherapy & Oncology, 2013, 106: S381-S381.

44. Wenz F, Schneider F, Neumaier C. Kypho-IORT - a novel approach of intraoperative radiotherapy during kyphoplasty for vertebral metastases. Radiation Oncology, 2010, 5 (01): 11-11.

45. Sedlmayer F, Reitsamer R, Fussl C. Boost IORT in Breast Cancer: Body of Evidence. International Journal of Breast Cancer, 2014, 2014: 472516.

46. Palta JR, Biggs PJ, A JDH. Intraoperative electron beam radiation therapy: Technique, dosimetry, and dose specification: Report of task force 48 of the radiation therapy committee, American Association of Physicists in Medicine. International Journal of Radiation Oncology Biology Physics, 1995, 33 (03): 725-746.

47. Gerbi BJ, Antolak JA, Deibel FC, et al. Recommendations for clinical electron beam dosimetry: Supplement

to the recommendations of Task Group 25：TG70：Recommendations for clinical electron beam dosimetry. Med Phys. 2009, 36（07）: 3239-3279.

48.李智华.电子线斜入射对剂量分布影响的分析.中华放射肿瘤学杂志.2004, 13（01）: 3.

49.惠周光，张烨，张江鹄，等.2010年与2004年中国大陆地区乳腺癌改良根治术后放疗现状比较.中华放射肿瘤学杂志.2012,（04）: 352-356.

50.Karzmark CJ, Loevinger R, Steele RE, Weissbluth M. A technique for large-field, superficial electron therapy. Radiology. 1960, 74: 633-644.

51.Veronesi U, Orecchia R, Maisonneuve P, et al. Intraoperative radiotherapy versus external radiotherapy for early breast cancer（ELIOT）: a randomised controlled equivalence trial. The Lancet Oncology. 2013, 14（13）: 1269-1277.

52.Correa C, Harris EE, Leonardi MC, et al. Accelerated Partial Breast Irradiation: Executive summary for the update of an ASTRO Evidence-Based Consensus Statement. Practical Radiation Oncology. 2017, 7（02）:

73-79.

53.Shah C，Vicini F，Shaitelman SF，et al. The American Brachytherapy Society consensus statement for accelerated partial-breast irradiation. Brachytherapy. 2018，17（01）：154-170.

54.中华医学会放射肿瘤治疗分会近距离治疗学组，中国医师协会放射肿瘤分会妇科肿瘤学组，中国抗癌协会近距离治疗专委会.宫颈癌近距离腔内放疗二维治疗技术规范中国专家共识.中华放射肿瘤学杂志，2020（09）：718-720.

55.中华医学会放射肿瘤治疗分会近距离治疗学组，中国医师协会放射肿瘤分会妇科肿瘤学组，中国抗癌协会近距离治疗专委会.宫颈癌图像引导三维近距离后装治疗中国专家共识.中华放射肿瘤学杂志，2020（9）：712-717.

56.肖遥，欧阳翼，陈锴，等.MRI引导下的宫颈癌三维后装治疗进展.中华放射肿瘤学杂志，2017，26（08）：4.

57.樊代明.中国肿瘤整合诊治指南（CACA）2022.天津：天津科学技术出版社，2022.

58. Bradley Pieters，Erik Van Limbergen，Richard Pötter，et al. THE GEC ESTRO HANDBOOK OF BRACHY-THERAPY Version 3，2022.08.01

59. Haie-Meder C，Pötter R，Van Limbergen E，et al. Recommendations from Gynaecological（GYN）GEC-ESTRO Working Group（I）：concepts and terms in 3D image based 3D treatment planning in cervix cancer brachytherapy with emphasis on MRI assessment of GTV and CTV. Radiother Oncol，2005，74，235-245.

60. 中国抗癌协会妇科肿瘤专业委员会.子宫颈癌诊断与治疗指南（2021年版）

61. 中国抗癌协会妇科肿瘤专业委员会.阴道恶性肿瘤诊断与治疗指南（2021年版）

62. 中国抗癌协会妇科肿瘤专业委员会.外阴恶性肿瘤诊断与治疗指南（2021年版）

63. STROMBERG J，MARTINEZ A，GONZALEZ J，et al. Ultrasound-guided high dose rate conformal brachytherapy boost in prostate cancer：Treatment description and preliminary results of a phase III clinical trial. International Journal of Radiation Oncology* Biology* Physics，

1995，33（01）：161-171.

64.Yang R，Zhao N，Liao A，et al. Dosimetric and radiobiological comparison of volumetric modulated arc therapy，high-dose rate brachytherapy，and low-dose rate permanent seeds implant for localized prostate cancer. Med Dosim，2016，41（3）：236-241.

65.Yang R，Wang J，Zhang H. Dosimetric study of permanent prostate brachytherapy utilizing 131 Cs，125 I and 103 Pd seeds. Brachytherapy 2009，8（02）：156.

66.杨瑞杰，张红志，王俊杰.放射性粒子组织间永久性植入的物理学特性.中国肿瘤临床与康复，2008，15（06）：566-568.

67.Ji Z，Sun H，Jiang Y，et al. Analysis on the accuracy of CT-guided radioactive I-125 seed implantation with 3D printing template assistance in the treatment of thoracic malignant tumors. J Radiat Res，2021，62（05）：910-917.

68.Zhang G，Wu Z，Yu W，et al. Clinical application and accuracy assessment of imaging-based surgical navigation guided 125I interstitial brachytherapy in deep head and neck regions. J Radiat Res. 2022，63（05）：741-748.

69. Zhu HD，Guo JH，Mao AW，et al. Conventional stents versus stents loaded with（125）iodine seeds for the treatment of unresectable oesophageal cancer：a multi-centre，randomised phase 3 trial. Lancet Oncol. 2014，15（06）：612-619.

70. Zhang F，Wang J，Guo J，et al. Chinese Expert Consensus Workshop Report：Guideline for permanent iodine-125 seed implantation of primary and metastatic lung tumors. Thorac Cancer. 2019，10（02）：388-394.

71. 吴文铭，陈洁，白春梅，等.中国胰腺神经内分泌肿瘤诊疗指南（2020）.中国实用外科杂志，2021，（06）：601-617+632.

72. 陈跃，霍力，兰晓莉，等.（68）Ga-前列腺特异性膜抗原PET/CT前列腺癌显像操作指南.中国医学影像技术，2019，35（10）：1441-1444.

73. 周星，申太鹏，姚玉唐，等.一步法合成18F-PSMA-1007及其对前列腺癌的PET/CT显像.中华核医学与分子影像杂志，2019，39（10）：4.

74.李迎春，程祝忠，江骁，等.11C-蛋氨酸的快速自动化合成及显像.西部医学，2020，32（06）：904-907+913.

75. Arulappu A，Battle M，Eisenblaetter M，et al. c-Met PET Imaging Detects Early-Stage Locoregional Recurrence of Basal-Like Breast Cancer. J Nucl Med，2016，57（05）：765-770.

76.Liu Q，Zang J，Yang Y，et al. Head-to-head comparison of （68）Ga-DOTATATE PET／CT and （18）F-FDG PET/CT in localizing tumors with ectopic adrenocorticotropic hormone secretion：a prospective study. Eur J Nucl Med Mol Imaging，2021，48（13）：4386-4395.

77. Filizoglu N，Ozguven S. 68Ga-DOTATATE PET／CT Findings of Cervical Esophageal Neuroendocrine Tumor. Clin Nucl Med，2021，46（7）：e393-e394.

78. Chan H. Noninvasive bladder volume measurement. J Neurosci Nurs. 1993，25（05）：309-312.

79.方光战，周山宏，朱钢，等.超声膀胱容量测试仪的研制.医疗卫生装备，2006，27（08）：25-28.

80.冯洋琴，陈菲.基于边缘检测的快速超声膀胱容积测量算法.计算机应用，2013.33（06）：1739-1741.

81.Liu-Ing Bih，Chi-Chung Ho，Su-Ju Tsai，et al. Bladder shape impact on the accuracy of ultrasonic estimation of bladder volume. Archives of Physical Medicine and Rehabilitation. 1998，79（12）：1553-1556.

82.Fu Jin，Huanli Luo，Juan Zhou，et al. A parameterized model for mean urinary inflow rate and its preliminary application in radiotherapy of cervical cancer. Scientific Reports，2017，7：280.

83.Strandqvist M，Rosengren B. Television-controlled pendulum therapy. The British Journal of Radiology. 1958，31（369）：513-514.

84.Wallman H，Stålberg N. A television-roentgen system for pendulum therapy. The British Journal of Radiology. 1958，31（370）：576-577.

85.Herman MG，Balter JM，Jaffray DA，et al. Clinical use of electronic portal imaging：report of AAPM Radiation Therapy Committee Task Group 58. Medical Physics. 2001. 28（05）：712-737.

86. McCurdy BM，Greer PB. Dosimetric properties of an

amorphous-silicon EPID used in continuous acquisition mode for application to dynamic and arc IMRT. Medical Physics. 2009，36（07）：3028-3039.

87.丘敏敏，林泽煌，邓永锦，等.图像引导放疗中两种验证方式的比较研究.中国当代医药.2021，28（30）：140-142+150.

88.吴冰，马广栋，王亮和.图像引导放射治疗技术不同验证模式对头颈部肿瘤调强放疗摆位误差的影响.广西医学.2019，41（01）：63-66.

89.田龙，席强，赵鑫，等.前列腺癌图像引导放疗中两种引导方法摆位误差的比较.癌症进展.2019，17（05）：4.

90.王艳阳，傅小龙，龚敏，等.电子射野影像仪与锥形束CT用于胸部肿瘤影像引导放疗的比较研究.中华放射医学与防护杂志.2009，29（06）：643-645.

91.Bortfeld T. IMRT：a review and preview. Physics in Medicine & Biology，2006，51（13）：R363.

92.Boda-Heggemann J，Lohr F，Wenz F，et al. kV cone-beam CT-based IGRT. Strahlentherapie und Onkologie，2011，187（05）：284-291.

93. Masahide S，Koji U，Hidekazu S，et al. Evaluation of the detection accuracy of set-up for various treatment sites using surface-guided radiotherapy system，VOX-ELAN：a phantom study. Journal of Radiation Research，2022（03）：3.

94. Beer K T . Introduction of SGRT in clinical practice. Technical Innovations & Patient Support in Radiation Oncology，2022，21（01）：27-30.

95. Camps SM，Houben T，Carneiro G，et al. Automatic Quality Assessment of Transperineal Ultrasound Images of the Male Pelvic Region，Using Deep Learning. Ultrasound Med Biol. 2020；46（02）：445-454.

96. Wang M，Samant P，Wang S，et al. Towards in vivo Dosimetry for Prostate Radiotherapy with a Transperineal Ultrasound Array：A Simulation Study. IEEE Trans Radiat Plasma Med Sci. 2021，5（03）：373-382.

97. 麻亚茹，刘金迪，王亚娟，等.超声图像引导在宫颈癌放射治疗中的应用价值.中国妇幼保健，2022，37（04）：749-751.

98. Li W，Ye X，Huang Y，et al. An integrated ultrasound

imaging and abdominal compression device for respiratory motion management in radiation therapy. Med Phys. 2022，49（10）：6334-6345.

99. Harris E，Fontanarosa D，Baldock C. In the future，ultrasound guidance in radiotherapy will become a clinical standard. Phys Eng Sci Med. 2021；44（02）：347-350.

100. Dai X，Lei Y，Roper J，et al. Deep learning-based motion tracking using ultrasound images. Med Phys. 2021；48（12）：7747-7756.

101. 赵环宇，陈弗，李丽，等.超声引导宫颈癌自适应近距离放射治疗的研究进展.中国医学装备.2021，18（06）：188-191.

102. Li M，Hegemann NS，Manapov F，et al. Prefraction displacement and intrafraction drift of the prostate due to perineal ultrasound probe pressure. Präfraktionelle Verschiebung und intrafraktionelle Drift der Prostata durch Druck perinealer Ultraschallköpfe. Strahlenther Onkol. 2017，193（06）：459-465.

103. Fontanarosa D，van der Meer S，Verhaegen F. On the

significance of density-induced speed of sound varia-tions on US-guided radiotherapy. Med Phys. 2012, 39 (10): 6316-6323.

104. Fontanarosa D, Pesente S, Pascoli F, et al. A speed of sound aberration correction algorithm for curvilinear ultrasound transducers in ultrasound - based image-guided radiotherapy. Phys Med Biol. 2013, 58 (5): 1341-1360.

105. Kwong Y, Mel AO, Wheeler G, et al. Four-dimen-sional computed tomography (4DCT): A review of the current status and applications. Journal of Medical Im-aging and Radiation Oncology. 2015, 59 (05): 545 - 554.

106. Pollock S, Keall R, Keall P. Breathing guidance in ra-diation oncology and radiology: A systematic review of patient and healthy volunteer studies: Systematic re-view of breathing guidance studies. Medical Physics. 2015, 42 (09): 5490 - 5509.

107. Biederer J, Hintze C, Fabel M, et al. Magnetic reso-nance imaging and computed tomography of respiratory

mechanics. Journal of Magnetic Resonance Imaging, 2010, 32 (06): 1388-1397.

108.Zhang J, Srivastava S, Wang C, et al. Clinical evaluation of 4D MRI in the delineation of gross and internal tumor volumes in comparison with 4DCT. Journal of Applied Clinical Medical Physics. 2019, 20 (09): 51-60.

109.Steiner E, Shieh CC, Caillet V, et al. Both four-dimensional computed tomography and four-dimensional cone beam computed tomography under-predict lung target motion during radiotherapy. Radiotherapy and Oncology. 2019, 135 (01): 65-73.

110.Park YK, Son TG, Kim H, et al. Development of real-time motion verification system using in-room optical images for respiratory-gated radiotherapy. Journal of Applied Clinical Medical Physics. 2013, 14 (05): 25-42.

111.Chen L, Bai S, Li G, et al. Accuracy of real-time respiratory motion tracking and time delay of gating radiotherapy based on optical surface imaging technique. Radiation Oncology. 2020，15（01）：170.

112. Farrugia B，Knight K，Wright C，et al. A Prospective Trial Demonstrating the Benefit of Personalized Selection Of Breath-Hold Technique for Upper-Abdominal Radiation Therapy Using the Active Breathing Coordinator. International Journal of Radiation Oncology Bioloy Physics. 2021，111（05）：1289-1297.

113. Hamming VC，Visser C，Batin E，et al. Evaluation of a 3D surface imaging system for deep inspiration breath-hold patient positioning and intra-fraction monitoring. Radiation Oncology. 2019，14（01）：125.

114. Josipovic M，Persson GF，Hakansson K，et al. Deep inspiration breath hold radiotherapy for locally advanced lung cancer：comparison of different treatment techniques on target coverage，lung dose and treatment delivery time. Acta Oncologica. 2013，52（07）：1582-1586.

115. 国家癌症中心/国家肿瘤质控中心. 体表光学图像引导放疗质量控制指南. 中华放射肿瘤学杂志，2022，31（07）：595-598.

中国肿瘤整合诊治技术指南（CACA）

116.Heinzerling JH，Hampton CJ，Robinson M，et al. Use of surface-guided radiation therapy in combination with IGRT for setup and intrafraction motion monitoring during stereotactic body radiation therapy treatments of the lung and abdomen. Journal of Applied Clinical Medical Physics. 2020，21（05）：48-55.

117.凌国，李振江，李阔，等.肝癌磁共振引导放疗新型腹部加压技术应用研究.中华肿瘤防治杂志.2022，29（11）：845-850.

118.Daly M，McWilliam A，Radhakrishna G，et al. Radiotherapy respiratory motion management in hepatobiliary and pancreatic malignancies：a systematic review of patient factors influencing effectiveness of motion reduction with abdominal compression. Acta Oncologica. 2022，61（07）：833-841.

119.戚元俊，李建彬，张英杰，等.基于四维CT探讨腹部加压对周围型肺部肿瘤立体定向放疗靶区位移及外扩边界的影响.中华放射医学与防护杂志 2021，41（02）：134-139.

120.戴建荣，胡逸民.图像引导放疗的实现方式.中华放射肿瘤学杂志，2006，15（002）：132-135.

121. Holloway A F . A Localising Device for a Rotating Co-balt Therapy Unit. British Journal of Radiology，1958，31（364）：227.

122. 杨波，隋辉，胡克，等.新型"环形"机架加速器临床调试流程探讨.中国医学装备，2020（12）：17.

123. 孙鸿飞，倪昕晔，杨建华.肿瘤超声引导下的放疗研究现状.中华放射肿瘤学杂志，2020，29（04）：4.

124. 高研，赵波，高献书，等.基于实时超声图像引导技术和线性判别模型分析前列腺癌放疗分次内运动模式.中华放射肿瘤学杂志，2020，29（06）：6.

125. 李谭谭，郇福奎，戴建荣.光学体表引导放疗技术的临床应用.中华放射肿瘤学杂志，2021，30（06）：5.

126. 汪之群，杨波，张悦，等.利用三维水箱测量的"环形机架"加速器"典型射线数据"验证研究.中国医疗设备，2021，36（04）：7.

127. 杨波，汪之群，李文博，等.新型"环形"机架加速器在宫颈癌术后盆腔放疗的临床应用研究.中国医疗设备，2021，36（04）：6.

128. 庞廷田，杨波，于浪，等.Tomotherapy计划系统中利用不同密度模体精确创建CT值密度曲线.中国医疗设备，2022（2）：37.

129. 黄家升，钟庆初.CBCT图像引导放射治疗技术对鼻咽癌放疗摆位误差的影响.黑龙江医药，2021，34（05）：1162-1164.

130. 庞庭田，邱杰，杨波，张福泉.CBCT在放疗摆位误差中的应用分析.中华医学会放射肿瘤治疗学分会六届二次暨中国抗癌协会肿瘤放疗专业委员会二届二次学术会议论文集，2009.

131. 樊代明.整合肿瘤学·临床卷.北京：科学出版社，2021.

132. 樊代明.整合肿瘤学·基础卷.西安：世界图书出版西安有限公司，2021.

133. Leksell L. The stereotactic method and radiosurgery of the brain. Acta chirurgica scandinavica. 1951，102：316-319.

134. Halperin EC，Brady LW，Wazer DE，et al. Perez & brady's principles and practice of radiation oncology：

Lippincott Williams & Wilkins；2013.

135.Conde-Moreno AJ，Zucca Aparicio D，Perez-Calata-yud MJ，et al. Recommended procedures and responsi-bilities for radiosurgery（SRS）and extracranial stereo-tactic body radiotherapy（SBRT）：Report of the SEOR in collaboration with the SEFM. Clinical and Translational Oncology. 2021，23（07）：1281-1291.

136.Halvorsen PH，Cirino E，Das IJ，et al. AAPM-RSS medical physics practice guideline 9. A. For SRS-SBRT. Journal of Applied Clinical Medical Physics. 2017，18（05）：10-21.

137.中华医学会放射肿瘤治疗学分会，中国抗癌协会肿瘤放射治疗学专业委员会，中国医师协会放射治疗医师分会.早期非小细胞肺癌立体定向放疗中国专家共识（2019版）.中华肿瘤杂志.2020，42（07）：522-530.

138.Lechner W，Alfonso R，Arib M，et al. A multi-insti-tutional evaluation of small field output factor determi-nation following the recommendations of IAEA/AAPM TRS-483. Medical Physics. 2022，49（08）：5537-

5550.

139. Lechner W, Primeßnig A, Nenoff L, et al. The influence of errors in small field dosimetry on the dosimetric accuracy of treatment plans. Acta oncologica. 2020, 59 (05): 511-517.

140. Le Roy M, de Carlan L, Delaunay F, et al. Assessment of small volume ionization chambers as reference dosimeters in high-energy photon beams. Physics in Medicine & Biology. 2011, 56 (17): 5637-5650.

141. Huang Z, Qiao J, Yang C, et al. Quality assurance for small-field vmat srs and conventional-field imrt using the exradin w1 scintillator. Technology in Cancer Research & Treatment. 2021, 20: 15330338211036542.

142. Bacala AM. Linac photon beam fine-tuning in primo using the gamma-index analysis toolkit. Radiation Oncology. 2020, 15 (01): 8.